Ulla Beushausen / Susanne Klein

Sprachförderung

Ein Ratgeber für
Eltern, Therapeuten
und Erzieher

Das Gesundheitsforum

Schulz-Kirchner Verlag

Bibliografische Information der Deutschen Nationalbibliothek

Die Deutsche Nationalbibliothek verzeichnet diese Publikation in der Deutschen Nationalbibliografie; detaillierte bibliografische Daten sind im Internet über http://dnb.d-nb.de abrufbar.

1. Auflage 2007
ISBN 978-3-8248-0527-3

Fachlektorat: Prof. Dr. Jürgen Tesak
Lektorat: Doris Zimmermann
Umschlagentwurf und Layout: Petra Jeck
Umschlagfotos: www.photocase.com, Archiv Schulz-Kirchner Verlag
Druck und Bindung: wd print + medien GmbH & Co. KG, Wetzlar
Printed in Germany

Inhaltsverzeichnis

Vorwort des Herausgebers

Die „Ratgeber für Angehörige, Betroffene und Fachleute" vermitteln kurz und prägnant grundlegende Kenntnisse (auf wissenschaftlicher Basis) und geben Hilfestellungen zu ausgewählten Themen in den Bereichen Sprachtherapie, Ergotherapie sowie Medizin. Die Autorinnen und Autoren sind ausgewiesene Fachleute, die seit vielen Jahren in Lehre, Forschung und Praxis tätig sind.

Frau Professor Ulla Beushausen und Frau Dr. Susanne Klein beschäftigen sich im vorliegenden Ratgeber mit dem wichtigen Thema „Sprachförderung", ist doch die kompetente Beherrschung von Sprache ein zentraler Baustein schulischen, beruflichen, sozialen und gesellschaftlichen Erfolges. Zentral an der Botschaft der Autorinnen ist, dass alle, die mit Kindern zu tun haben, sich sprachfördernd verhalten können und sollten. Es ist dies ein wichtiger Gedanke, insofern als oftmals die Aufgabe der Sprachförderung einseitig an die Pädagogik oder Sprachtherapie/Logopädie delegiert wird. Wir hoffen, mit dem Buch dazu beizutragen, dass Kinder in einer sprachfördernden Umgebung aufwachsen können.

Prof. Dr. Jürgen Tesak
Herausgeber

Einleitung

Sprache – Sprechen – Miteinander-kommunizieren-Können. Das hat unbestritten hohen Stellenwert in unserer Gesellschaft. Es bietet die Basis für ein selbstständiges und erfülltes Leben.
Kinder sollen deshalb in ihrer sprachlichen Entwicklung optimal gefördert werden. Darüber sind sich Eltern, Erzieherinnen und Pädagoginnen einig. Nur wie und in welchem Rahmen dies geschehen kann, wird in der Bildungsdebatte kontrovers diskutiert. Was und wie können und wollen Eltern zur Entwicklungsförderung beitragen, was und wie können und wollen Kindergarten und schulische Einrichtung leisten? Manch ein Erziehender verspürt hinter dieser Debatte auch den gelinden Zwang zur Sprachförderung.

Es ist uns ein Anliegen, die sprachliche Entwicklung eines Kindes in enger Verknüpfung mit anderen kindlichen Entwicklungsbereichen zu sehen: hier insbesondere in Zusammenhang mit der psychischen und emotionalen Entwicklung. Sprache passiert im Alltag im engen Kontakt zu anderen Menschen. Und genau da kann Förderung ansetzen. Also im häuslichen Alltag in der Familie, im Kindergartenalltag, im Schulalltag. Die Frage: Wer ist zuständig?, stellt sich uns aus dieser Sicht nicht mehr, denn die Antwort lautet: Alle, die mit Kindern in Kontakt treten.
Spezielle Trainingsprogramme zur Sprachförderung braucht es aus unserer Sicht weniger für Kinder als für alle diejenigen, die mit Kindern in Kontakt sind und dort sprachfördernd, aber auch eben sprachhemmend einwirken können. Viele wohlgemeinte sprachfördernde Versuche von Seiten der Erziehenden bauen oft mehr Druck auf, als dass sie unterstützend wirken. Gewusst wie, kann die Sprachförderung in allen kindlichen Lebensbereichen jedoch ihren unterstützenden Platz einnehmen.

Wir möchten Mut zur Sprachförderung machen und den Spaß daran entdecken helfen. Unser Ziel ist es nicht, ein schlechtes Gewissen zu erzeugen, dass „man heute wieder nicht ein Übungsprogramm umgesetzt hat". Die meisten Erziehenden verhalten sich im Umgang mit Kindern automatisch „sprachfördernder", als sie denken. Dies möchten wir bewusst machen.
Wir möchten Tipps geben, wie Sie im täglichen Umgang mit Kindern ohne große Vorbereitung „Sprache" miteinbeziehen können – ohne tatsächliche Trainingsstunden mit Ihrem Kind zu absolvieren.
Der Gedanke zu diesem Ratgeber entstand aufgrund der Fragen von Eltern und Erzieherinnen an uns und nicht zuletzt durch die Erfahrungen mit unseren eigenen Kindern.

Hildesheim und Darmstadt, im Februar 2007
Ulla Beushausen
Susanne Klein

Wie lernen Kinder sprechen?

Die kindliche Sprachentwicklung ist immer wieder faszinierend. In rasanter Geschwindigkeit eignen sich Kinder ihre Muttersprache in einer Perfektion an, wovon Erwachsene beim Erlernen einer Fremdsprache nur träumen können. Betrachtet man den Spracherwerb zeitlich, so beginnt er bereits im Mutterleib. Schon das Ungeborene nimmt Sprachlaute wahr und ist in der Lage, die Stimme der Mutter zu erkennen. Kaum auf der Welt, differenziert sich die Stimmgebung des Kindes. Es beginnt uns etwas mitzuteilen. Wir hören häufig schon am Klang seines Schreiens seine Befindlichkeit – ob die Windel voll ist oder es Hunger hat – und reagieren darauf. Wir sprechen mit dem Kind, um es zu beruhigen, um seine Aufmerksamkeit zu gewinnen und um eine Verbindung zu ihm herzustellen. Umwelt und Kind treten so miteinander in einen Dialog. Sprechen ist dabei eine grundlegende Form von Kontakt. Das Kind nimmt Veränderungen in unserem Stimmklang wahr. Betonung und Melodie der Stimme werden bereits sehr früh nachgeahmt. Das Kind entwickelt so bereits vor den ersten selbst gesprochenen Wörtern ein Gefühl für den Klang und Rhythmus seiner Muttersprache. Aber nicht nur das: Diese frühen Dialoge zwischen Erziehenden und Säugling sind Basis der entstehenden Bindung zwischen Eltern und Kind. In „Lallspielen" wendet das Kind später das Gelernte an, wenn es erste Laute produziert. Gerne greifen Eltern diese Silben auf und kommunizieren in kleinen Sprachspielen mit dem Kind. Bevor Kinder die einzelnen Dinge ihrer Umgebung beim Namen nennen können, benutzen sie vielfach Gesten, um sich zu verständigen. Sie zeigen auf Dinge, die sie haben möchten, oder führen die Hand an den Mund, wenn sie Hunger haben. Dies hat seine Berechtigung und wird später durch die entsprechenden Wörter ersetzt. Auf der Ebene der geistigen Entwicklung lernt das Kind so Sprache als Werkzeug kennen, um seine Bedürfnisse zu befriedigen. Ein Kind, das Sprache im wahrsten Sinne als Kommunikations„mittel" erfahren hat, wird später auch eine hohe Motivation zum Sprechenlernen entwickeln.

Der Psychologe Wolfgang Wendlandt verglich die Sprachentwicklung mit einem Baum, dem Sprachbaum. Die Wurzeln bilden eine gelungene geistige Entwicklung, eine gute Bewegungsfähigkeit, der Gleichgewichtssinn, die Wahrnehmungskanäle, die sozial-emotionale Entwicklung und das Miteinandersprechen. Erst auf dieser Basis kann sich Sprache entwickeln. Wenn der Baum wächst, können vier Äste am Baum unterschieden werden, die sich parallel nebeneinander weiterentwickeln: das Sprachverständnis, die Lautbildung (Artikulation), der Erwerb der Strukturen der Muttersprache und die Zunahme des Wortschatzes. Den Stamm des Baumes bilden der Anreiz zur Kommunikation, die Sprechfreude oder das Sprechen-können-Wollen. Wenn ein Kind mit Sprache etwas erreicht, d.h. Zuwendung bekommt, einen gewünschten Gegenstand erhält, seine Grundbedürfnisse erkannt werden, wird es diese als Werkzeug erkennen und vermehrt einsetzen. Sprechenlernen funktioniert nur in einer warmen, liebevollen und das Kind akzeptierenden Atmosphäre. Dafür steht in der Abbildung 1 die Sonne, die den Baum gedeihen lässt.

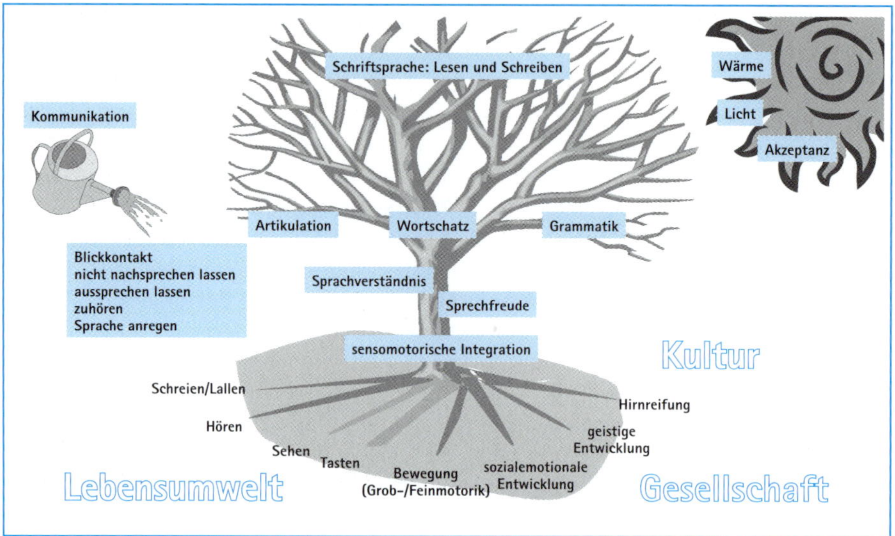

Abb. 1: Sprachbaum (mod. nach W. Wendlandt)

Sprache ist dabei immer eingebettet in die gesamte kindliche Entwicklung. Fallen zunächst die Fortschritte der Bewegungsfähigkeit auf, wenn das Kind anfängt, sich zu drehen, nach etwas zu greifen und später gar zu krabbeln, so wird dieses Dazulernen immer auch von sprachlichen und intellektuellen Fortschritten begleitet. Es lernt, sich in die Richtung zu wenden, aus der eine Stimme oder ein Geräusch kommt, und erkennt Gesichter wieder, die es einmal gesehen hat. Das Kind kann plötzlich Gegenstände ergreifen und zum Mund führen, es erkundet, wie Dinge sich anfühlen, schmecken und riechen und was man damit tun kann. Dieses im wahrsten Sinne des Wortes „Begreifen" vermittelt dem Kind Wissen über seine Umwelt und führt dazu, dass es sich geistig weiterentwickeln kann. Durch das Spiel mit einem Ball lernt es z.B., was dieser für Eigenschaften hat: Er ist rund und rollt, er riecht nach Gummi und schmeckt komisch, macht ein Geräusch, wenn er aufprallt, und man kann viele lustige Dinge damit tun. Das Kind bildet so ein inneres Wissen über den Gegenstand Ball – ein Konzept – und dieses ist die Voraussetzung, um das Wort Ball später aussprechen zu lernen und im Alltag zu benutzen. So arbeiten die einzelnen Wahrnehmungskanäle Hand in Hand: Sehen, Hören, Riechen, Fühlen/Sich-Bewegen und Schmecken. Alles ist gleich wichtig für eine ungestörte kindliche Entwicklung.

Verstehen kommt vor dem Sprechen

Das Sprachverständnis eines Kindes entwickelt sich bis zum Ende des ersten Lebensjahres gewaltig. Das Kind versteht oft schon sehr viel und ist in der Lage, kurze Aufträge auszuführen, obwohl es vielleicht noch nicht einmal das erste Wort gesprochen hat.

Umso wichtiger ist in dieser Phase die sprachliche Anregung, sie dient dem Aufbau des Sprachverständnisses.
Das Kind saugt zunächst mit allen Sinnen auf, was die Umgebung so bietet. Gleichzeitig beginnt es, seine Sprechwerkzeuge auszuprobieren, also mit Lippen, Zunge, Händen und Kehlkopf zu experimentieren. Es bildet Laute, die zunächst einmal noch nichts mit Wörtern zu tun haben, aber ein wichtiges Training darstellen. Besonders wichtig ist, dass das Kind gut hört. In vielen Gebieten Deutschlands wird gleich nach der Geburt mit allen Neugeborenen ein Hörtest durchgeführt. Ein funktionierendes Gehör ist eine wichtige Voraussetzung, um Sprache zu erlernen. Irgendwann im ersten Lebensjahr merkt das Kind, dass Gegenstände und Personen wiederkehrende Namen haben, und speichert diese „Namen" ab. Auch wenn das Kind noch nichts selbst benennt, beginnt es zu zeigen und möchte den Namen noch einmal hören. Deshalb: Sprechen Sie mit Ihrem Kind, auch wenn es noch nicht antwortet; Ihr Kind nimmt Ihr Sprachangebot auf. Manche Kinder können bereits gegen Ende des ersten Lebensjahres erste Wörter sprechen. Da Kinder aber unterschiedliche Strategien beim Spracherwerb verfolgen, sollte es nicht bedenklich sein, wenn ein Kind dies noch nicht tut. Manche Kinder hören eben etwas länger zu.

Tipp

Bereits im Alter von acht Monaten beginnen viele Kinder sich für Bilderbücher zu interessieren. Besonders einfache, klare Abbildungen von Gegenständen aus der Umwelt des Kindes (Spielzeug, Familie, Tiere etc.) sind hier attraktiv. Die Kinder zeigen häufig auf die Bilder und lassen sich von den Erwachsenen den Namen des Gegenstandes sagen. Dies dient dem Aufbau des Sprachverständnisses.

Lautbildung

Die korrekte Aussprache der einzelnen Wörter ist gar nicht so leicht. Manche sind auch für uns Erwachsene noch schwierig. Denken Sie mal an die berühmten Zungenbrecher „Fischer's Fritze" und Co. Das Kind trainiert seine Fertigkeiten der artikulierenden Organe, also hauptsächlich die Zunge und die Lippen intensiv. In den Lallphasen werden Laute verbunden und in Lautreihen wiederholt. Später differenziert sich das Lautsystem von Selbstlauten (Vokalen) zu Mitlauten (Konsonanten) bis zu den schwierigen Konsonantenverbindungen wie „Pfl" in Pflaume oder „Str" in Straße aus. Mit vier Jahren kann ein Kind in der Regel alle Laute, bis auf die schwierigeren Zischlaute wie „Sch" und das korrekte „S". Diese dürfen sich noch bis zum 5. Lebensjahr entwickeln.

Die Strategien, wie Kinder Sprache erwerben, variieren beträchtlich. Unserer Erfahrung nach gibt es „Nachsprecher" und „Nicht-Nachsprecher". Manche Kinder wiederholen neue Wörter von sich aus so lange, bis sie ihnen hinreichend ähnlich erscheinen. Ein Beispiel: Ein Kind sagt: „Buflabon!" Die Mutter antwortet: „Stimmt, ein Luftballon!" Das Kind fragt: „Bufballon?" Die Mutter: „Luftballon" usw. „Nachsprecher" haben eine sehr wirksame Strategie des Spracherwerbs gewählt, weil sie die Umgebung gezielt zu einem korrekten Sprachangebot auffordern. Die Wiederholungsschleifen garantieren ein langsames Anpassen an die korrekte Aussprache – je nach Entwicklungsstand des Kindes versteht sich. „Nicht-Nachsprecher" fordern diese Schleifen nicht von uns, sie konzentrieren sich vielleicht mehr auf den Inhalt des Gesagten. Sie brauchen von uns trotzdem die unaufgeforderte korrekte Wiederholung: „Ja, das ist ein Luftballon". Mehr nicht. Will man „Nicht-Nachsprecher" zum Nachsprechen zwingen, werden sie vielleicht ungehalten, im schlimmsten Falle versiegt die kindliche Sprechfreude. Beide Arten des Sprechenlernens sind wirksam und führen dazu, dass ein Kind seine Muttersprache erlernt.

Tipp *Wiederholen Sie noch einmal das korrekt ausgesprochene Wort oder den Satz, damit Ihr Kind das richtige Sprachvorbild noch einmal hört. Aber: Das Kind muss nicht nachsprechen, wenn es das nicht von selbst tut! Es konzentriert sich dann ganz auf das Hinhören.*

Wortschatz

Wenn das Kind mit etwa einem Jahr (Abweichungen von mehreren Monaten sind immer noch im Bereich des Üblichen) seine ersten Wörter spricht, ist dies immer ein denkwürdiges Ereignis. Nicht immer ist das „Papa" oder „Mama", uns wurde schon von „Auto" oder „CD" als erstem Wort berichtet –, auf jeden Fall ist es ein Meilenstein in der kindlichen Sprachentwicklung, den das Kind gemeistert hat. Diese ersten Wörter sind nicht immer klar verständlich: So kann „mamam" durchaus Essen bedeuten und nicht Mama. Das Kind benutzt den Begriff nun aber durchgängig für den gleichen Gegenstand oder Vorgang. Es hat gelernt, dass Dinge einen Namen haben. Dann nimmt der Wortschatz langsam bis auf etwa 50 Wörter zu, bis er auf einmal – etwa im Alter von 18-24 Monaten – explosionsartig anwächst. Dieses rasante Größerwerden des Wortschatzes bezeichnet man sehr treffend als „Wortschatzspurt". Viele Kinder benutzen zunächst die leicht auszusprechenden, den Tierlauten nachempfundenen Begriffe wie „wau-wau" für Hund oder „piep-piep" für Vogel. Diese doppelten Silben sind leicht auszusprechen und für diese Entwicklungsphase typisch. Wichtig ist zunächst nur, dass das Kind einen feststehenden Begriff für einen Gegenstand, ein Tier oder eine Person zu benutzen lernt.

Tipp *Seien Sie in Ihrem sprachlichen Angebot immer eine Stufe weiter in der Sprachentwicklung als Ihr Kind. Wenn es bereits „Wauwau" für Hund und „Miau" für Katze benutzt, wiederholen Sie noch einmal: „Ja, das ist ein Hund". So lernt Ihr Kind bereits das nächste Wort für seinen Wortschatz, das irgendwann den kindersprachlichen „Wauwau" ablösen wird.*

Grammatikalische Strukturen

Irgendwann im zweiten Lebensjahr beginnt das Kind mit den Wörtern, über die es bereits aktiv verfügt, Sätze zu bilden. Der oben erwähnte Wortschatzspurt ist dafür Voraussetzung. Diese ersten Sätzchen bestehen zunächst einmal aus zwei Wörtern, die noch unverbunden einfach aneinandergehängt werden, wie „Papa da", „Mama Ball". Erste Tätigkeitswörter wie „holen", „fahren" etc. tauchen nun auf, später auch erste Wiewörter oder Ortsbestimmungen wie „gut", „auf", „hoch" etc. Das Kind kombiniert nun mit seinem bereits vorhandenen Wortschatz erste Zweiwortsätze, später auch Dreiwortsätze. Die Regeln, wie diese Wörter formal richtig miteinander verknüpft werden, also das, was wir als Grammatik bezeichnen, lernt es erst nach und nach. Das heißt, es macht zunächst viele Fehler, kann in der Regel die Artikel „der", „die", „das" noch nicht korrekt zuordnen oder bildet falsche Mehrzahlformen. Die Regeln der Grammatik lernt es dabei unbewusst und wieder in rasantem Tempo, ohne dass wir ihm diese Regeln wie in einem Sprachkurs verdeutlichen müssten: Dem Kind genügt das gute sprachliche Vorbild seiner Umgebung. Bis ins Vorschulalter hinein können noch vereinzelt Fehler, z.B. bei der Bildung von Vergangenheitsformen von Tätigkeitswörtern, auftreten.

Tipp *Wiederholen Sie stets in einfachen, aber vollständigen Sätzen, wenn das Kind grammatikalische Fehler macht. Tun Sie das ganz beiläufig.*

Miteinander sprechen

Im Austausch mit anderen Menschen lernt das Kind auch die Regeln des alltäglichen Miteinanders. Es lernt, dass Zuhören und Sprechen sich abwechseln müssen, es lernt zuzuhören, wenn andere sprechen, es lernt Gestik, Mimik, Körperhaltung seiner Mitmenschen zu entschlüsseln und auf den Klang von Stimmen zu achten. Es lernt, wann es leiser sprechen sollte und wo es laut sein darf. Es lernt auch soziale Regeln, wie es sich beispielsweise mit Kindern verständigen kann oder wie es sich Erwachsenen gegenüber verhalten sollte. Auch hier ist die Umgebung Vorbild für das Kind. Wenn wir es ausreden lassen, ihm zuhören und uns auf die kindliche Gedankenwelt einlassen, die es sprachlich ausdrückt, so wird es diese Verhaltensweisen übernehmen. Das Kind lernt nun nach und nach, sich in verschiedenen Situationen unterschiedlich zu verhalten und vervollkommnet seine Möglichkeiten, seine Absichten, Wünsche und Aufforderungen sprachlich auszudrücken. Das Kind findet mit seiner Sprache ein machtvolles Mittel des Sich-Ausdrückens, des In-Kontakt-Tretens. Ein sprechfreudiges Kind ist ein Kind, das Sprache als solch ein Instrument erlebt hat. Verstehen, Denken und Sprechen sind eng miteinander verzahnt. Über den sprachlichen Austausch erst kann das Kind tagtäglich dazulernen.

Tipp *Was ist das, ein gutes Sprachvorbild?*
Die Antwort lautet: Nicht zu kompliziert, nicht zu einfach, grammatikalisch korrekt und inhaltlich an dem orientiert, was das Kind sagen möchte.
Würden Sie zu komplex in langen Sätzen mit Fremdwörtern sprechen, versteht Ihr Kind den Inhalt nicht; aber auch „Babysprache" ist nicht vorteilhaft (Florian jetzt heija gehen ...), denn sie unterfordert Ihr Kind. Sprechen Sie miteinander, d.h. überlegen Sie, was das Kind mit seinen noch unvollständigen Sätzen meint.

Zeitlicher Ablauf der Sprachentwicklung

Leider gibt es nicht *die* Sprachentwicklung. Jedes Kind hat seine Entwicklung, und auch Altersangaben, wann ein Kind was können müsste, variieren beträchtlich und können nur als grobe Richtwerte dienen. Wenn Sie also in die nachfolgende Tabelle sehen oder den „Test für vierjährige Kinder" auf Ihr Kind anwenden, sollten Sie diese normalen Variationen immer berücksichtigen.

12 Monate	■ reagiert auf Namen ■ versteht einzelne Wörter und kurze Aufforderungen ■ wendet sich Geräuschquellen zu ■ spricht erste Wörter (Mamam, nein, Papa) oder verwendet wiederkehrende Gesten für Vorgänge (z.B. Faust zum Mund führen für Trinken)
18 Monate	■ versteht einfache Sätze ■ Wortschatz wächst auf 30-50 Wörter ■ erste Zwei-Wort-Äußerungen (Papa Ball, Mama aua) ■ spricht ein- und zweisilbige Wörter ■ erkennt verschiedene Alltagsgeräusche ■ verwendet alle Vokale und bis zu 10 Konsonanten
2 Jahre	■ zeigt Körperteile nach Aufforderung ■ verwendet mehr als 50 Wörter ■ verwendet vorwiegend Zwei-Wort-Äußerungen ■ erste Erweiterungen (Papa Auto put) ■ versteht komplexe Aufforderungen (Bring mir mal den Hammer) ■ mindestens 12 verschiedene Konsonanten
3 Jahre	■ hört beim Vorlesen zu ■ versteht kleine Geschichten ■ beantwortet einfache Fragen ■ erste Kinderverse ■ Lautbestand fast vollständig (Konsonantenverbindungen (bl, etc.) ■ Verwendung unbetonter Silben am Wortanfang (z.B.: Banane) ■ Mehrwortäußerungen (wer das haben darf?)
4 Jahre	■ beteiligt sich an alltäglichen Gesprächen ■ kann einzelne Begriffe einem Oberbegriff zuordnen (z.B. Obst) ■ verwendet komplexe Sätze ■ auch schwierige Konsonantenverbindungen möglich ■ sprachlich auch für Fremde verständlich

Tab.1: Was das Kind kann

Störungen der Sprachentwicklung

Ob wir bei einem Kind von einer Störung der Sprachentwicklung sprechen, hängt von seinem Lebensalter ab. Art und Umfang der Sprachstörungen können bei Kindern völlig verschieden aussehen. Kein besonderes Problem bereitet beispielsweise ein isoliert auftretendes Lispeln, eine Fehlbildung des S-Lautes. Völlig anders stellt sich eine Entwicklungsstörung dar, in der mehrere der oben beschriebenen Äste (siehe Abbildung 1: Sprachbaum) der Sprache betroffen sind. In einem solchen Fall bedarf es in der Regel intensiver therapeutischer Hilfen, um dieses Kind bis zum Schuleintritt so weit zu fördern, dass der Schulbesuch mit Erfolg verlaufen kann.
Auch Probleme im Redefluss können bei Kindern auftreten und sich bis hin zum Stottern verfestigen. Es handelt sich hierbei nicht um eine schlechte Angewohnheit, sondern um eine behandlungsbedürftige Sprachstörung. Auch hier ist dringend der Rat einer Therapeutin erforderlich. Die Stimme eines Kindes kann ebenfalls betroffen sein, diese Kinder sind dann dauerhaft heiser und „krächzen". Ob Ihr Kind normal entwickelt ist oder ob es eine Sprachstörung hat, können Ihnen Logopädinnen und Sprachtherapeutinnen in Zusammenarbeit mit Kinderärzten, Hausärzten oder Hals-Nasen-Ohrenärzten sagen. Logopädinnen sind Spezialistinnen für Kommunikation und können mit geeigneten Testverfahren den Sprachstand des Kindes feststellen. Sie werden Sie beraten, ob eine Therapie nötig ist oder ob noch abgewartet werden sollte.

Einen Arzt und/oder Therapeuten sollten Sie aufsuchen, wenn:

- Ihr Kind unflüssig spricht, Wörter oder Silben wiederholt, Laute herauspresst.
- Ihr Kind ständig den Mund auf hat, durch den Mund atmet, Speichelfluss zeigt, ungern feste Nahrung kaut.
- Ihr Kind mit zwei Jahren wenig oder noch gar nicht spricht.
- Ihr Kind mit drei Jahren nur wenige Wörter beherrscht, unverständlich ist oder noch keine Satzentwicklung zeigt.
- Ihr Kind mit vier Jahren einzelne Laute noch nicht oder fehlerhaft spricht und der Satzbau noch nicht regelrecht ist.
- Ihr Kind mit 5 Jahren noch „lispelt" oder die Zunge beim Schlucken an oder durch die Zähne sichtbar ist.

Und:

- Immer dann, wenn Sie sich Sorgen um die Sprachentwicklung Ihres Kindes machen.

Sprachtherapie

Einige Eltern scheuen den Gang zur Therapeutin und lassen sich mit einem „Das kommt schon noch" vertrösten. Wenn Sie mit Ihren Fragen in Bezug auf die Sprachentwicklung Ihres Kindes zu einer Sprachtherapeutin/Logopädin gehen, heißt das noch nicht, dass Ihr Kind eine Therapie braucht. Gerade die frühzeitige Abklärung, Diagnostik und Beratung der Eltern führen häufig dazu, dass erst gar keine Sprachtherapie notwendig wird oder nur in geringem Umfang.
Und wenn doch zu einer Therapie geraten wird? Viele Eltern fragen sich, was eine Logopädin/Sprachtherapeutin eigentlich mit dem Kind macht. Zunächst wird sie Sie ausführlich zur Entwicklung Ihres Kindes befragen. Dabei geht es gemäß des Sprachbaums auch um die motorische, geistige und soziale Entwicklung. Anschließend wird sie überprüfen, welche Sprachlaute das Kind schon richtig benutzen kann und welche nicht und wo es welchen Laut im Wort einsetzt. Sie prüft den Satzbau und die Satzlänge des Kindes und schaut z.B., ob das Kind die Artikel „der", „die", „das" korrekt einsetzt oder die Einzahl bzw. Mehrzahl von Wörtern richtig bildet. Sie überprüft die Bewegungsfähigkeit und Kraft von Zunge und Lippen und die Unterscheidungsfähigkeit des Kindes für einzelne, ähnlich klingende Laute, wie z.B. in „Bus" und „Busch". Hierzu verfügt sie über eine Vielzahl von Tests, die je nach Fragestellung eingesetzt werden können. Nach der Auswertung der Ergebnisse erarbeitet die Therapeutin mit Ihnen zusammen einen Therapieplan mit individuellen Therapiezielen, die auf Ihr Kind und Sie abgestimmt sind. Die Therapie erfolgt spielerisch und immer auf das Alter des Kindes abgestimmt unter Einsatz von kindgerechtem sprachfördernden Material, so dass auch schon sehr kleine Kinder therapeutisch betreut werden können. Die Familie wird dabei in die Behandlung mit einbezogen, indem z.B. Tipps für Sprachübungen zu Hause gegeben werden.

Sprachtherapie und Sprachförderung

Was ist eigentlich der Unterschied zwischen Sprachförderung und Sprachtherapie, mögen sich manche Eltern und Erzieherinnen fragen. Sprachförderung ist ein möglichst günstiger Rahmen für einen normal ablaufenden Spracherwerb. Wir schaffen gute Bedingungen, damit alles reibungslos verläuft. Sprachförderung ist für jedes Kind und kann von jedem durchgeführt werden, der mit dem Kind Kontakt hat.
Sprachtherapie ist mehr als Sprachförderung. Sie basiert auf fundiertem, in einer langjährigen Ausbildung zur Logopädin/Sprachtherapeutin erworbenem Fachwissen über gestörten Spracherwerb und dessen Diagnostik- und Therapiemethoden. Sprachtherapie wird nur von diesen entsprechend ausgebildeten Fachkräften im Gesundheitswesen durchgeführt und ist für sprachauffällige Kinder. Sprachförderung allein kann eine gezielte Sprachtherapie für ein sprachauffälliges Kind nicht ersetzen.

Checkliste für zwei- bis dreijährige Kinder

Ist Ihr Kind zwischen zwei und drei Jahre alt, sollten Sie 4 von 5 der unten aufgelisteten Fragen mit Ja beantworten können.

		ja	nein
1.	Versteht Ihr Kind kleine Aufträge und führt sie aus (Gib mir den Eimer)?	❐	❐
2.	Spricht Ihr Kind etwa 50 Wörter aktiv?	❐	❐
3.	Beginnt das Kind, Wörter miteinander zu Sätzen zu kombinieren (Papa, da)?	❐	❐
4.	Verständigt sich das Kind mehr über Sprache als über Zeigen?	❐	❐
5.	Wird Ihr Kind von fremden Personen verstanden?	❐	❐

Checkliste für vierjährige Kinder

Hier finden Sie elf Fragen, ob ein Kind mit etwa vier Jahren sprachlich den Entwicklungsstand Gleichaltriger erreicht hat. Zumindest acht Fragen sollten mit Ja beantwortet werden können. Sollte das nicht der Fall sein, wäre eine fachkundige Überprüfung ratsam.

		ja	nein
1.	Versteht das Kind Aufträge mit mindestens zwei Inhalten (Bring das Handtuch in die Küche und hol mir den Ball)?	❐	❐
2.	Artikuliert Ihr Kind sämtliche Vokale (Selbstlaute) des Deutschen (a, e, i, o, u, ü, ö, ä, ei, au, eu)?	❐	❐
3.	Spricht das Kind sämtliche Konsonanten (Mitlaute) des Deutschen (Ausnahme sind Sch [wie in Schaf] und korrektes S)?	❐	❐
4.	Artikuliert das Kind Konsonantenverbindungen wie Gl in Glocke, Fl in Flasche, Br in Brot?	❐	❐
5.	Verwendet das Kind alltagssprachlich fünf Ausdrücke zum Oberbegriff Obst (z.B. Banane, Apfel, Kiwi usw.)?	❐	❐
6.	Verwendet das Kind alltagssprachlich zehn Ausdrücke zum Oberbegriff Mensch (z.B. Mama, Papa, Tante, Opa, Oma, Kinder, Ritter, Mann, Frau)?	❐	❐
7.	Verwendet das Kind folgende Wörter für Gegensätze (z.B. groß/klein, dick/dünn, lang/kurz)?	❐	❐
8.	Verwendet das Kind Satzstrukturen, denen folgende beispielhafte Satzmuster zugrunde liegen (Der Junge weint. Der Ball rollt. Jens gibt Tea einen Keks. Die Katze springt auf die Straße.)?	❐	❐
9.	Sind die Tätigkeitswörter (Verben) im Satz an der richtigen Stelle (Peter rollt den Ball, nicht: Peter den Ball rollt. Ich habe ein Haustier, nicht: Ich ein Haustier hab.)?	❐	❐
10.	Steigert das Kind Adjektive wie: groß – größer – am größten, klein – kleiner – am kleinsten?	❐	❐
11.	Verwendet das Kind verschiedene Mehrzahlbildungen wie z.B.: ein Tisch – (viele) Tische, ein Auto – (viele) Autos, ein Kuchen – (viele) Kuchen, eine Katze – (viele) Katzen?	❐	❐

Sprachförderung in der Erziehung

Kinder sind Nachahmer. Sie ahmen ihre Eltern nach. Das tun sie bei ihren Gewohnheiten, ihren Bewegungen, ihrem Charakter genauso wie in ihrer Sprache. Deswegen lernen Kinder im wörtlichen Sinne die Mutter-Sprache bzw. die Sprache, die ihre erste Bezugsperson spricht. Sie erwerben nicht nur die passenden Worte, sondern sie imitieren in Tonfall, Ausdruck und Satzbau ihre Bezugsperson. Manchmal so sehr, dass es Eltern schon fast unheimlich wird. Denn Kinder übernehmen nicht nur die Schokoladenseiten der elterlichen Ausdrucksweise. Sie imitieren auch dann ihre Eltern, wenn diese es sich nicht wünschen. So bildet jedes Kind das Verhaltensspektrum seiner Eltern deutlich ab. Manche Auffälligkeit in der Sprechweise eines Kindes hat etwas mit dem häuslichen Vorbild zu tun: mit der Sprach-Erziehung.

Was hat eine gute Sprachentwicklung mit Erziehung zu tun?

Auch schon kleinste Kinder imitieren die Sprache ihrer Eltern. Eine Mutter berichtete beispielsweise, dass ihre Tochter Lisa im zarten Alter von 14 Monaten nach jeder Verrichtung deutlich „so" sagte. Sie legte die Puppe hin und kommentierte „so". Lisa zog die Puppe aus, als sie fertig war, vernahm man ein deutliches „so". Sie legte die Puppe beiseite, um etwas anderes zu spielen. Wieder sagte Lisa „so". Die Eltern fragten sich, wie Lisa darauf käme, jede Handlung mit „so" abzuschließen. Neben „Mama" und „Papa" war das ihr erstes Wort. Die Eltern wurden aufmerksam und bemerkten beim genauen Hinhören, dass sie selbst fast jede ihrer Handlungen mit einem zufriedenen „so" abschlossen. Als der Vater dies seinem Kollegen in einer Kaffeepause im Büro erzählte, sagte der Kollege nur: „Dämliche Angewohnheit, alles mit ‚so' abzuschließen" und lachte. Er stand auf, ging zum Schreibtisch und sagte: „So, dann wollen wir mal wieder arbeiten". Da musste Lisas Vater lachen.

Sprachliche Angewohnheiten sind Erwachsenen in der Regel nicht bewusst. Sie bemerken oft nicht, dass sie Ausdrucksweisen, die sie bei ihren Kindern erleben, selbst produzieren. Insofern geschieht ein großer Teil der Erziehung unbewusst. Auch wenn wir glauben, bewusst zu steuern, nehmen die Kinder das deutlicher auf, was selbstverständlich geschieht, als das, was Eltern aktiv inszenieren. Eine Mutter möchte gerne ruhig und ausgeglichen reagieren, ist aber eher ein aufbrausender Mensch. So kann sie nicht erwarten, dass das Kind ruhig und ausgeglichen werden wird – es sei denn, es kommt eher nach dem Vater. Und so ist es für Kinder besonders gut, wenn sie die Auswahl haben. Wenn sie erleben können, wie unterschiedliche Charaktere wirken.

Kinder hören nicht auf gute Worte

Kinder tun das, was sie erleben, nicht das, was sie hören. Und wenn Gehörtes und Erlebtes nicht zusammenpassen, dann können Kinder auffällig reagieren, manchmal sogar mit sprachlichen Defiziten. Die wichtigsten Botschaften, die Kinder von ihren Eltern bekommen, laufen über die Körpersprache und den Stimmklang. Da kann der Satz noch so freundlich und höflich formuliert sein: „Könntest du dich bitte anziehen, Schatz", sagt die Mutter mit entnervtem Blick und angestrengtem Ton, weil das Kind immer noch lieber die Fransen des Teppichs zählt, als mit dem Anziehen zu beginnen, und die Kindergartentür in zwanzig Minuten schließt. Das löst bei einem Kind eher ein aggressives Verhalten als eine Kooperationsbereitschaft aus. Da dieser Satz nicht wirkt, schieben Eltern oft langatmige Erklärungen nach. „Du weißt doch, Liebling, wir brauchen 15 Minuten für den Weg und die Tür schließt um neun Uhr. Sonst müssen wir klingeln. Und bei dem schönen Wetter wollte ich das Auto lieber in der Garage lassen und du darfst mit dem Roller fahren. Könntest du nicht etwas schneller machen?" Und wenn das immer noch nicht reicht, folgen noch mehr Erklärungen. Das Kind reagiert in der Regel nicht oder nur mit einem „Warum", weil das die Mutter am Reden hält, die Zeit weiterhin vergeht und es in Ruhe die Teppichfransen zu Ende zählen kann. Sich eindeutig auszudrücken lernt das Kind in diesem Fall nicht. „Ich möchte, dass du dich anziehst", mit fester und freundlicher Stimme und einem liebenswürdigen Gesichtsausdruck vorgetragen, ist angemessener und führt eher zum Erfolg als viele „freundliche" Worte mit genervtem Unterton. Und es dient dem Kind als Vorbild.

Im Jahr 2003 startete die Fachhochschule in Köln ein Forschungsprojekt und erarbeitete fünf Dimensionen, die die allgemeine Entwicklung von Kindern fördern können. Basis für die fünf Elemente ist, dass sich Eltern der Erziehungsaufgabe stellen und dazu bereit sind, die Lebensentwürfe ihrer Kinder mit den eigenen zu verbinden. Aus dieser Verbindung ergeben sich Veränderungen für das Leben der Eltern, die diese akzeptieren und als individuelle Entwicklungschance für sich selbst betrachten sollen. Auf diesem Fundament wirken die fünf folgenden Säulen, die nicht nur die Entwicklung im Allgemeinen, sondern die Sprachentwicklung im Besonderen fördern:

Emotionale Wärme

Emotionale Wärme äußert sich darin, dass ein Erwachsener sich dem Kind zuwendet – und zwar mit uneingeschränkter Aufmerksamkeit. Es ist wichtig, das Kind in wohlwollender Atmosphäre wahrzunehmen und ihm zuzuhören. Dieses Verhalten wirkt sich äußerst positiv auf die Sprachentwicklung aus. In Familien, in denen Kommunikation nur zwischen Tür und Angel oder begleitet von Radio oder Fernseher stattfindet, fühlen Kinder sich nicht wertgeschätzt und lernen, dass Kommunikation nicht besonders wichtig ist: Denn hierfür wird sich nicht so viel Zeit genommen wie für andere Tätigkeiten. Wer wird es einem so aufwachsenden Kind verdenken, wenn es seine Sprache sehr spät oder spärlich entwickelt?

Auch können Kinder mit den Spitzfindigkeiten der Sprache nicht umgehen. Die meisten Kinder sind acht Jahre alt, bis sie Witze oder Zynismus wirklich verstehen können.

Wenn ein Kind etwas ausschneiden möchte und das den Eltern zu verstehen gibt, dann reicht es, wenn die Eltern sagen: „Du brauchst eine Schere". Reagiert das Kind nicht, ist es unangemessen zu sagen: „Scheren fallen hier nicht vom Himmel". Dreijährige kann man bei einer solchen Antwort zum Himmel blicken sehen. Sie sind verunsichert, fühlen sich nicht aufgehoben und wissen nun wirklich nicht mehr, was sie tun sollen. Die Frage: „Wie kommt sie darauf, dass Scheren vom Himmel fallen könnten?", beschäftigt das Kind. Es versteht wörtlich. Manchen Kindern fällt es einfach schwer, Handlungen Schritt für Schritt zu denken. Besser ist es, man gibt einen Hinweis: „Da hinten in der zweiten Schublade ist deine Schere. Magst du sie holen?" Holt man die Schere selbst, dann steht das Kind beim nächsten Mal genauso ratlos da.

Achtung und Respekt

Der Erwachsene wendet sich dem Kind mit voller Aufmerksamkeit zu und er ist gleichermaßen dazu in der Lage, anzuerkennen, dass das Kind anders ist als er selbst. Er akzeptiert auch ihm fremde Anteile und erwartet nicht, dass das Kind den gleichen Weg geht wie er selbst. Beispielsweise lernt ein Kind nicht das Zuschnüren der Schuhe, wenn die Mutter ihm immer wieder zeigt, dass sie selbst besser und schneller die Schuhe zubinden kann. Jeder kennt das auch von sich. Es gibt viele heranwachsende Kinder, die sich gerne am Haushalt beteiligen möchten. Nur macht das Erwerben oder Praktizieren dieser Fähigkeiten keinen Spaß, wenn die Mutter, anstatt sich zu entspannen, daneben steht und immerzu zeigt, dass sie selbst alles schneller, besser und leckerer anrichten würde: „Nicht zu viel Essig", „So viel muss man aber nicht wegschmeißen", „Das ist das falsche Messer", „Du musst erst die Kartoffeln garen". Wem macht dann das Kochen noch Spaß? Mit dem Satz „Mach deinen Kram doch alleine" hat schon manche Tochter eine Küche verlassen und ab diesem Zeitpunkt einen großen Bogen um dieselbe gemacht.

Lernen heißt, Fehler machen zu dürfen. Ohne Irrtümer kommt man nicht weiter. Das gilt insbesondere auch für die Sprachentwicklung. Ein Kind erwirbt die Sprache sicher nicht so, wie es sich die Erwachsenen vorstellen. Es folgt seinem eigenen Muster und seinen eigenen Regeln. Das bedeutet auch, dass Kinder falsche Regeln ableiten und diese benutzen: Sorgen Sie sich nicht, wenn Ihr Kind sagt: „Das mögst du auch nicht, Mama, oder?" oder „Warum bist du nicht mitgegangt?" Fehler gehören zum Spracherwerb dazu. Bald wird das Kind auch diese Verben regelhaft bilden und sie werden sich gerne an die Kindersprache erinnern, die ein Kind bis ins Grundschulalter hin begleiten kann. Spätestens dann gibt es keinen „Peppi" mehr in der Luft, sondern einen Zeppelin, und auch keinen „Metterming" auf der Blume, sondern einen Schmetterling. Nur ein Klima, das Fehler und einen kreativen Umgang mit Sprache akzeptiert, macht Entwicklung möglich. Möchten Sie Ihr Kind dennoch unterstützen – und das ist sicherlich auch sinnvoll –, dann reicht es, wenn Sie antworten: „Ich bin nicht mitgegangen, weil ..." oder „Wo ist der Zeppelin, ich sehe ihn nicht?"

Achtung und Respekt zeigen sich auch dann ganz besonders, wenn man im Beisein des Kindes nicht mit anderen Kindern oder Erwachsenen über das Kind spricht. Manche Mütter scheinen beim Austausch zu vergessen, dass ihre Kinder daneben stehen und verstehen, wie über sie gesprochen wird. Manchmal flüstern Kinder in Gesellschaft den Erwachsenen etwas ins Ohr. Sie flüstern, weil sie es nicht öffentlich bekannt geben möchten und vertrauen den Eltern. Sagt die Mutter: „Du möchtest noch ein Stück Kuchen, das kannst du doch auch laut sagen", hat sie die Gefühle des Kindes nicht beachtet. Besser ist es zurückzuflüstern: „Möchtest du, dass ich dir eines hole?" Auch dieses Eingehen auf das Kind fördert Sprache, denn Sprechen ist Vertrauenssache.

Kooperation

Bei der Kooperation stehen das Verständnis und das Miteinander im Mittelpunkt. Ein gemeinsames Verständnis kann dann errungen werden, wenn sich Erwachsene die Meinung ihrer Kinder anhören, auch wenn es manchmal etwas Zeit dauert, bis sie den Satz formuliert haben, und das Kind in Entscheidungen miteinbeziehen. Dabei geht es aber nicht um Pseudo-Entscheidungen: „Möchtest du heute mit zu Oma gehen?" Diese Frage bedeutet, dass das Kind genauso gut sagen kann: „Nein, ich möchte lieber hier bleiben". Wenn Sie aber bereits entschieden haben, dass es mitkommen soll, dann formulieren Sie: „Ich möchte gerne, dass du heute mit zu Oma kommst". Und auch hier hat das Kind eine Freiheit: nämlich die, seinen Unmut über diese Entscheidung auszudrücken. Das ist ein kooperatives Vorgehen und setzt voraus, dass die Sprechabsicht mit dem Geäußerten übereinstimmt. Kinder, die immer wieder doppeldeutigen und uneindeutigen Botschaften ausgesetzt sind, lernen lange nicht so schnell und flüssig sprechen wie andere. Sie sind verunsichert. Der Umgang mit dem Werkzeug Sprache ist hier weitaus komplexer als bei eindeutigen Botschaften.

Der zweite Punkt, der hier für die Sprachentwicklung wesentlich ist, ist das gespürte Wohlwollen im Umgang mit der fehlerhaften Ausdrucksweise. „Mama, ich möchte gerne das da", sagen Kinder oder verzichten auch auf das „ich möchte gerne", das durch ein einfaches „will" ersetzt wird. Auch „das da" wird manchmal gespart und durch einen Fingerzeig demonstriert. Und obwohl das nicht unbedingt dem Leistungsstand des Kindes entspricht, sollten Eltern das akzeptieren. Im Moment passt das Verhalten – warum auch immer. Kinder sind auch ganz normale Menschen, die manchmal müde sind, sich erschöpft fühlen oder einfach lustlos sind und trotzdem möchten sie gerne einen Apfel haben. Da kann es sein, dass es für einen Moment in seinen sprachlichen Fähigkeiten regrediert. Eltern, die zu viel Wert auf die Sprachentwicklung legen, reagieren dann schon mal so: „Und nun sagst du es noch einmal schön. Ich weiß, dass du es kannst, und ich verstehe dich so nicht". Sie verweigern schlichtweg die Kooperation und verunsichern das Kind in seinem Vertrauen auf die eigene sprachliche Kompetenz. Natürlich verstehen sie, was das Kind möchte, aber akzeptieren seine emotionale Verfassung nicht, sondern beharren auf einer Leistung, die das Kind nun nicht erbringen möchte oder in diesem besonderen Augenblick gar nicht erbringen kann. Das wäre genauso, wie wenn ein Kind zu seiner empörten und aufgeregten Mutter sagen würde: „So, Mama, und nun sagst du mir noch einmal freundlich, dass ich nicht mit dem Schlüssel das Auto zerkratzen soll. Ich weiß, dass du es kannst." Abgesehen davon formulieren Eltern auch nicht immer druckreif. Die meisten Sätze, die wir im täglichen Umgang mit Erwachsenen und mit Kindern formulieren, könnte man genau genommen auch schöner sagen – oder? Manche Eltern haben mit dieser Methode, die einen deutlichen Leistungsdruck aufbaut, ihre Kinder verunsichert.

Das Gleiche gilt für Situationen, in denen Kinder zum Sprechen gezwungen werden. „Sag bitte ‚Danke' für das Plätzchen". Manchen Kindern fällt es unendlich schwer, gerade bei fremden Menschen, ihre sprachliche Kompetenz einzusetzen. Die Bäckersfrau kann noch so freundlich schauen. Viele Kinder ziehen es vor, sich hinter Mami zu verstecken, auf den Boden zu sehen. Sie stecken den Keks zwischen die Zähne und sagen sehr beharrlich nichts. Was hier als böse Absicht oder Unhöflichkeit interpretiert wird, ist noch für fünfjährige Kinder durchaus üblich. Das irritiert viele Eltern, denn Fünfjährige sind in der Regel nicht mehr „auf den Mund gefallen". Sie artikulieren sich frei im Spiel, und so empfinden es die Eltern als unhöflich, wenn das Kind nicht „Danke" oder „Guten Tag" sagen möchte. Muss das Kind nun sprechen, dann lernt es, dass Sprechen im öffentlichen Rahmen unangenehm ist. Es können sich durch den Druck der Eltern („Wir gehen hier so lange nicht weg, bis du ‚Danke' gesagt hast") schlimmstenfalls sogar Sprechängste etablieren, die bis ins Erwachsenenalter hineinreichen. Das Kind verhält sich gemäß seiner emotionalen Reife und das bedeutet nicht, dass es nicht „Danke" sagen kann. Es gibt andere Gründe, warum es lieber still sein möchte. Es schämt sich, es traut sich nicht, es fühlt sich der Situation nicht gewachsen, es ist unsicher – es gibt viele verschiedene Möglichkeiten. Eine kooperative Erziehung respektiert diesen Gemütszustand und überfordert das Kind nicht.

Zu bedenken ist in diesem Zusammenhang auch, dass einem aktiven Sprachgebrauch immer ein passiver vorausgeht. Vom Fremdsprachenerwerb her kennt man die „stillen Phasen". Kinder und Erwachsene, die Fremdsprachen lernen, verstehen immer mehr, als sie aktiv sprechen können. Verstehen ist einfacher als Produzieren. Bei der ersten Sprache ist das nicht anders. Der bekannte Erziehungsberater Jan-Uwe Rogge formulierte es einmal so: „Nach spätestens zwölf Monaten hat ein Kind seine Eltern komplett durchschaut". Manchmal weiß es sogar mehr über die Eltern als sie selbst, da es unbeeinflusst die emotionalen Botschaften aufnehmen kann. Und genauso ist es mit der Sprache. Kinder im Alter von einem Jahr verstehen schon sehr viel, können aber vergleichsweise wenig produzieren. An dieser Stelle sei nochmals besonders betont, wie wichtig es ist, aktiv und freundlich mit dem Kind zu sprechen, ohne es zu nötigen nachzusprechen.

Struktur und Verbindlichkeit

In einem sicheren, zuverlässigen Rahmen können sich Kinder besser entwickeln. Rituale, Struktur und Verbindlichkeiten geben Halt, der Freiheit schenkt. So widersprüchlich das klingen mag, aber nur in einer verbindlichen Struktur empfinden Menschen Freiheiten. Zu viel Freiheit irritiert und überfordert insbesondere Kinder. Sie zeigen dann Auffälligkeiten, um einen Rahmen und Zuverlässigkeiten für sich definieren zu können. Zumindest möchten sie die Konsequenzen zuverlässig erfahren, wenn sie die Grenzen austesten. Verbindlichkeit bedeutet hier, dass Regeln vereinbart und befolgt werden. Absprachen können natürlich nicht mit sehr kleinen Kindern getroffen werden, aber ab ca. dem dritten Lebensjahr sind kleinere Vereinbarungen schon möglich: „Wer sein Glas umschüttet, holt einen Lappen und wischt es wieder weg". In der Regel reagieren Kinder auf solche Vereinbarungen sehr positiv. Sie ziehen sie auch langen Vorträgen über das Verschütten vor und freuen sich, die Dinge selbst wieder in Ordnung bringen zu können.

Werden vereinbarte Regeln nicht eingehalten, ist es wichtig, nicht zu bestrafen, sondern Konsequenzen zu ziehen. Justin beispielsweise schenkt sich sein Glas gerne selbst ein. Ihm macht es besonderen Spaß, es bis oben hin zu füllen und es dann spazieren zu tragen. Das ist fein und schult das physikalische Denken und die Motorik. Allerdings nicht mit Apfelsaft und nicht im Wohnzimmer. Eine Vereinbarung könnte sein: Du kannst im Bad mit Wasser spielen und Versuche durchführen (dies mit ihm gemeinsam zu tun und die Freude an den Erkenntnissen zu teilen, kann viel Freude machen und Verbindung schaffen). Im Wohnzimmer wird aber so eingeschüttet, wie ich es möchte. Am besten einmal vormachen und eine Markierung am Glas vereinbaren. Falls Justin nun wieder das Wohnzimmer in ein Physiklabor umwandelt, ist die Konsequenz, dass er sich selbst nicht mehr einschenken darf – für eine Weile. Strafen erzeugen Druck. Konsequenzen sind einsichtig und geben Halt. Das ist ein wesentlicher Unterschied, den Kinder sehr fein wahrnehmen. Denn einen Zusammenhang zwischen Glas einschenken und Fernsehverbot oder Glas einschenken und nicht draußen spielen dürfen gibt es sicherlich nicht. Eine solche Strafe empfinden Kinder als willkürlich und werden sich entsprechend unkooperativ verhalten.

Auch zu enge Grenzen können Kinder entmutigen und sie damit auch sprachlich zurückwerfen. Denn die Sprache ist auch Ausdruck der Seele. Warum dürfen Kinder ihre Sachen nicht über Nacht liegen lassen, wenn sie am nächsten Morgen weiterspielen möchten? Warum dürfen Kinder sich nicht schmutzig machen? Wofür gibt es denn Matschhosen und Gummistiefel? Warum dürfen Kinder nicht laut sein? Warum dürfen Kinder nicht auch einmal miteinander kämpfen? Grenzen im familiären Zusammenleben sind sehr hilfreich und wichtig. Es muss nur genau bedacht werden, ob die Grenzen wirklich notwendig sind oder ob sie die Natürlichkeit des Kindes eingrenzen und erdrücken. Grenzen müssen sein. Freiräume zum ausgelassenen Spiel auch.

Ein wesentlicher Punkt an dieser Stelle ist es auch, dass Vereinbarungen für beide Seiten gelten. Sicherlich dürfen Eltern mehr. Zum Beispiel länger aufbleiben, mehr fernsehen, machen was sie wollen – so nehmen es unsere Kinder wahr. Aber eine Mutter, die ihr Glas umschüttet, muss es auch selbst aufwischen und kann nicht den großen Sohn darum bitten, weil sie das Baby auf dem Arm hat. Justin hat beim nächsten Mal vielleicht gerade das Auto in der Hand und kann wirklich nicht den Lappen holen. Kinder antworten aus ihrer Welt, aus ihren Zusammenhängen und übertragen die Verhaltensweisen von Erwachsenen auf ihren Kontext. Deswegen sind manche kindlichen Verhaltensweisen für Eltern oft schlecht nachzuvollziehen. Und umgekehrt.

Immer wenn Verhaltensmuster von Kindern seltsam erscheinen, lohnt es sich, nach Vorbildern dafür in der Familie zu fahnden. Das Kind versucht mit seinem Verhalten, verbindliche Strukturen aufzubauen und überträgt das erlebte Verhalten auf seine Welt. Wird es dafür bestraft, reagiert es auffällig. Die dreijährige Emilie beispielsweise isst ihren Joghurt immer nur halb auf und will dann einen neuen, „frischen, schönen", wie sie sagt. Sie weigert sich, den Rest leer zu essen. Das kann für Eltern ärgerlich und unverständlich sein. Warum sollen sie immer wieder einen halben Joghurt wegwerfen oder selbst die Reste aufessen? Betrachtet man sich das Verhalten der Mutter genauer, so kann man erleben, dass sie sehr gerne Kaffee trinkt, nicht zuletzt, um trotz nächtlicher Ruhestörungen durch die Kinder – immerhin sind vier kleine Menschen zu betreuen – den Tag zu überstehen. Da die Baby-Zwillinge sie sehr fordern, kommt sie oft nicht dazu, eine Tasse Kaffee am Tag zu Ende zu trinken. Sie trinkt zwei Schlucke und hat schon wieder etwas anderes zu tun. Ruhe kehrt selten ein. Später, wenn wieder eine Gelegenheit ist, einen weiteren Schluck zu nehmen, ist der Kaffee kalt. Sie schüttet den kalten Kaffee aus mit den Worten: „Ich hole mir lieber einen schönen Frischen". Verständlich, oder? Tut Emilie aus ihrer Sicht genau das Gleiche – sie möchte auch lieber einen schönen frischen Joghurt –, wird sie unmutig behandelt. Was soll sie denn antworten, wenn sie mit der Frage konfrontiert wird: „Warum willst du den Joghurt nicht fertig essen? Die zweite Hälfte ist doch genauso gut wie die erste Hälfte". In diesem Alter sind die Kinder absolut überfordert, den Zusammenhang darzustellen. Oft wissen sie selbst nicht genau, warum sie es tun. Sie imitieren instinktiv. Die Antwort klingt deswegen oft frech: „Weil ich das so will". Die Mutter versteht Emilie nicht. Dabei tut sie nur das, was sie täglich sieht und gut gelernt hat.

Allseitige Förderung

Das ist oft leichter gesagt als getan, denn der Alltag lässt vielen Menschen wenig Raum. Und dennoch prägt auch hier das elterliche Vorbild das kindliche Verhalten. Erhält es Antworten von den Eltern, unterstützt der Erwachsene das Neugierverhalten, dann bleibt das Kind offen. Wird sein Interesse nicht wahrgenommen und weitergeführt, stumpft es ab. Manche Eltern wundern sich, dass ihre Kinder im dritten Schuljahr nicht in der Lage sind, einen schönen Aufsatz zu schreiben. Es erlebt doch so viele interessante Dinge in der Schule, beim Sport und mit den Freunden. Warum schreibt es nicht darüber? Das ist in diesem Zusammenhang die falsche Frage. Die erste Frage, die hier interessiert, ist: Hat das Kind in der Familie gelernt, die Dinge, die es täglich tut, zu erzählen? Sprechen die Eltern in einer für Kinder verständlichen Sprache darüber, was sie selbst erleben? Beziehen die Eltern ihre Kinder in diese Gespräche mit ein („Stellt euch vor, was heute passiert ist, das muss ich euch erzählen!")? Und es müssen nicht die großen Storys sein, die hier „aufgetischt werden". Kleinigkeiten sind von Belang: Man ist auf der Treppe ausgerutscht, die Nachbarin hatte Geburtstag und man hat ein paar Blümchen vorbei gebracht, man wollte Apfelsinen im Supermarkt vom Stapel nehmen und der ganze Stapel ist runtergekullert ... Es gibt so viele Kleinigkeiten, die Kinder interessant finden und bei denen sie erleben können, wie eine Erzählkultur etabliert wird. Wenn in der Familie regelmäßig erzählt wird, wenn es also eine Erzählkultur in der Familie gibt, dann erzählen die Kinder auch gerne selbst. Und das Schreiben von Aufsätzen gelingt häufig leichter.

Viele Eltern beklagen sich darüber, dass ihre Kinder nicht reden. „Nichts erzählt meine Tochter/mein Sohn vom Kindergarten oder Schule", wundern sich viele Eltern. Aber eine Erzählkultur beginnt nicht erst dann, wenn die Kinder sprechen können und berichten. Sie beginnt früher und ist ebenso geprägt durch Vorbilder, wie alles andere auch. Und außerdem ist es von besonderer Bedeutung, dass Kinder das Gefühl haben: Meine Eltern hören mir zu. Wenn ich spreche, sind sie still, stellen allenfalls Fragen, aber wissen nicht gleich alles besser und geben Tipps.

Sprachförderung kostet Zeit und orientiert sich im Wesentlichen am eigenen Verhalten. Man kann es nicht oft genug betonen: Als Eltern sind Sie das sprachliche Modell, das Vorbild für Ihre Kinder. Eine Familie, in der Sprache eine wesentliche Funktion hat und von Freiheiten begleitet ist, bringt selten ein sprechunsicheres oder sprachauffälliges Kind hervor. Und dennoch ist es auch keine böse Absicht, wenn das geschieht. Nur sollte das Augenmerk der Familie sich nicht nur auf das Kind richten, in der Hoffnung: die Logopädin wird es schon richten. Wichtig ist es auch, selbst einmal offen den Alltag anzuschauen und zu überlegen, was verändert werden könnte. Es ist manchmal hilfreicher, die Kommunikation in der Familie zu verändern, als das Kind in die Therapie zu schicken. Oft lernt das Kind in seiner Stunde ein angemessenes sprachliches Verhalten, zurück in der Familie verliert sich diese noch junge Fähigkeit wieder.

Sicher sind wir alle nicht fehlerfrei und in jedem Elternhaus gibt es entwicklungshemmende Elemente. Aber auch dies ist ein Lernfeld für Kinder. Sie verstehen, dass ihre Eltern auch nur Menschen sind und Fehler machen. Das wirkt sich dann besonders positiv aus, wenn die Eltern ihren Kindern gegenüber die Fehler eingestehen können. Denn Eltern, die versuchen, alles immer „richtig" zu machen, stehen schnell unter Stress, der sich auch wieder negativ auf das Familienklima auswirkt. Ein Ideal in der Erziehung gibt es nicht. Und jeder gibt sicher sein Bestes, wenn er Anregungen anhört und diese kritisch für sich überprüft. Sind Eltern dazu in der Lage, sich selbst infrage zu stellen und über sich selbst einmal zu lachen, dann sind sie auch bemüht, ihr Verhalten zu hinterfragen und zu verändern. Kinder reagieren sehr positiv auf Eltern, die sich entschuldigen; es macht sie für die Kinder auch liebenswerter. Sie erleben sich selbst in diesen Situationen als kompetent, was sich meistens auch in der Sprachkompetenz niederschlägt.

Sprache gibt Sicherheit

Ein entspannter Umgang mit der Sprache ist ein Ausdruck von Sicherheit. Von Geburt an unterstützt die Eltern-Kind-Interaktion die Identitätsentwicklung des Kindes. Eltern bieten dem Kind Nähe und Schutz und sie verständigen sich mit ihrem Baby. Das geschieht aus Sicht des Kindes in erster Linie über den Klang der Stimme und über die Satzmelodie. Inhalte sind hier völlig irrelevant. Gleichzeitig erfährt das Kind, dass seine eigenen Signale aufgenommen werden. Manchmal werden sie verstanden, ein anderes Mal nicht. Reagieren die Eltern verlässlich auf die Signale des Kindes und bemühen sich um eine Verständigung, dann kann es sein Selbstbewusstsein aufbauen. Es erlebt, dass seine Ausdrucksmöglichkeiten aufgenommen und verstanden werden und dass es die Reaktionen seiner Bezugspersonen beeinflussen kann. Ein Lächeln bewirkt etwas anderes als ein Schreien. Nach und nach erlebt sich das Kind in der Interaktion mit seinen Eltern als eigenständig und entwickelt so eine Identität. Die Wärme und das Wohlwollen, die ihm sprachlich entgegengebracht werden, stabilisieren es und geben ihm Sicherheit.

Sobald ein Kind sich sprachlich verständigen kann, beginnt seine Unabhängigkeitsentwicklung. Das Kind kann sich nun selbstständig von den Eltern wegbewegen und ist dennoch anderen Personen nicht mehr hilflos ausgeliefert. Es kann sagen, was es möchte und sich abgrenzen. Voraussetzung dafür ist das Gefühl der Sicherheit, das sich zuvor aufbaute. Merkt das Kind, dass seine sprachlichen Fähigkeiten nicht ausreichen, um seine immer komplexer werdenden Bedürfnisse auszudrücken, wird es seine Sprache erweitern. Dabei ringt es zunächst um Worte, um anderen verständlich zu machen, wovon es so begeistert ist. Gleichzeitig erweitert die sprachliche Fähigkeit auch das Selbst-Konzept des Kindes. Die sprachliche Entwicklung ist demnach nicht Ausdruck der Sprache an sich, sondern gibt gleichermaßen Auskunft über die Identitätsentwicklung.

Sprachlosigkeit

Auch Erwachsene sind manchmal sprachlos. Es gibt Situationen, die begegnen uns so unverhofft, dass wir in diesem Moment nicht mehr wissen, was wir sagen möchten. Das geschieht nicht so oft und ist meistens an ein stark emotionales Erleben gekoppelt. Häufiger passiert folgende Situation: Sie befinden sich mit jemandem im Gespräch, der zu seinem eigenen Vorteil agiert. Sie spüren instinktiv, dass die Dinge nicht so laufen, wie Sie sich das vorgestellt haben, aber Sie wissen in dem Moment nicht genau, wie Sie dem anderen begegnen sollen. Haben Sie sich hinterher von dem Schreck erholt oder können mit dem schlechten Gefühl besser umgehen, fällt Ihnen ein, was Sie hätten sagen können. Meistens fallen Ihnen sogar viele verschiedene Möglichkeiten ein. Und am Tag darauf noch weitere.

Genauso ergeht es den Kindern! Sie haben etwa 25 Jahre weniger Spracherfahrung als Sie, und deswegen fällt ihnen in der schwierigen Situation selbst noch weniger ein. Kinder weichen dann schnell auf körperliche Aggression aus, was von Erziehungspersonen oft bestraft wird. In diesem Moment bestrafen Erwachsene eine Reaktion, die ihnen nicht gefällt, lassen das Kind aber beim Entwickeln von Alternativen alleine. Sie wollen das „böse" Verhalten abstellen. Oft kennen die Kinder keine gute Alternative, um sich auszudrücken. Die Aggression scheint ihnen die beste Lösung zu sein. Ein Kind, das haut, ist also in der Regel nicht böse, sondern hilflos. Es benutzt die einzige ihm zur Verfügung stehende Reaktionsmöglichkeit.

Manchmal werden Kinder auch mit dem Eintritt in den Kindergarten sprachlos. Im Kindergarten gibt es viele andere Regeln als zu Hause, die Bezugspersonen sind nicht vertraut und die anderen Kinder unbekannt. Kinder erforschen ihre Umgebung gerne aus dem sicheren Hafen heraus. Für Kinder, die Schwierigkeiten haben, diese vielen neuen Eindrücke zu verarbeiten, ist die Ablösung vom Vertrauten besonders anstrengend. Die Eingewöhnungsphase im Kindergarten dauert lange. Und die Mutter wird häufig als Sprachrohr zur Erzieherin hin benutzt. „Sag du", heißt es dann, wenn die Mutter das Kind auffordert, die Erzieherin zu fragen, ob es in die Puppenecke darf. Mütter, die sich hier verweigern, mit der Begründung „zu Hause redet er wie ein Wasserfall", verkennen die Unsicherheit, mit der ihr Kind zu kämpfen hat. Als Eltern ist es immer wieder wichtig, sich zu vergegenwärtigen, wie kurz die Kinder erst auf der Welt sind und wie wenig Erfahrung sie erst machen konnten. Ein Kind verfügt über kein sicheres Repertoire an Höflichkeitsfloskeln und verbindlichen Sätzen. Es ist immer auf sein aktuelles Fühlen angewiesen und versucht dieses sprachlich auszudrücken. Das ist gar nicht so leicht! Ein liebevolles Begleiten auf diesen ersten Schritten stabilisiert die Persönlichkeit und lässt das Kind bessere Erfahrungen machen als ein harter und schneller Schnitt, wie er in manchen Kindergärten vorgenommen wird. Die Frustration und das Gefühl des Verlassenwerdens graben sich in die Identitätsentwicklung und können nachhaltige verunsichernde Wirkung haben.

Entwickelt ein Kind in vertrautem Umfeld eine plötzlich auftretende Sprachlosigkeit, dann gibt es hier eine andere Ursache. Bei einem solchen „Mutismus" sollte man nicht zuletzt an eine Situation denken, in der das Kind körperlich bedroht oder misshandelt wurde, und fachkundige Hilfe aufsuchen. Ein Mutismus entwickelt sich nicht ohne äußeren Anlass.

Umgang mit Kraftausdrücken

Manche Eltern reglementieren das Kind bei der Verwendung von Kraftausdrücken und erreichen das Gegenteil: Das Kind zieht sich entweder zurück und wird sprachlos oder es legt noch nach und wird tatsächlich das, was man mit „frech" bezeichnet. Erziehung bedeutet hier, gelassen zu bleiben. Und das kann man recht einfach, wenn man sich diesen Prozess, den das Kind nun macht, vor Augen führt: Alles Neue ist spannend und wird ausprobiert. Ein Kind will nicht wirklich seine Eltern nachhaltig verletzen. Vielmehr möchte es erfahren, was es an Reaktionen mit seinem fantastischen Werkzeug Sprache anstellen kann. Bleiben Eltern bei all den neuen und interessanten Kraftausdrücken gelassen und/oder reagieren, indem sie sagen, was dieses Wort bei ihnen auslöst, lernt das Kind sehr schnell, was es mit seinem Ausdruck erreicht.

Tipp

- *Der Hursemurks*

Führen Sie gemeinsam „das schlimmste Schimpfwort von allen" ein. Das kann gerne ein Fantasieausdruck wie Hursemurks oder Ähnliches sein. Dieses Wort darf von allen Familienmitgliedern benutzt werden und ersetzt andere, weniger gern gehörte Ausdrücke.

Gemeinsam Regeln vereinbaren

Manche Kinder haben trotzdem das unbändige Verlangen, ihre Eltern aus der Reserve zu locken. Manche Kinder fühlen zum ersten Mal gegenüber ihren Eltern eine Art „Überlegenheit", weil sie erstmalig in ihrem Leben die Möglichkeit haben, das Geschehen zu bestimmen. Sie denken es nicht zu Ende und wissen in ihren jungen Jahren noch nicht, dass sie sich selbst damit schaden. Aber auch mit diesem Wissen kommt man nicht auf die Welt. Auch das muss man erst erfahren können. Und sicherlich ist es besser, Ihr Kind kann diese Erfahrung zu Hause und im Kindergarten sammeln, als dass es diesen Jargon noch mit in die Schule nehmen muss.

Hat ein Kind über seine gesamte Kindheit hinweg das Gefühl, den Eltern in jeder Hinsicht unterlegen zu sein, dann hat das Auswirkungen auf die Entwicklung des Selbstbildes. Diese Kinder haben Probleme, einen Gleichwert zu entwickeln. Sie bringen sich aktiv in verschiedenen Lebenssituationen in die unterlegene Position. Und umgekehrt gilt das Gleiche. Machen Kinder in den ersten sechs Jahren die Erfahrung, dass sie die Gefühle ihrer Eltern steuern können und immer, wenn es ihnen danach ist, eine Auseinandersetzung verursachen können, dann entwickeln sie eine Dominanz, die nicht immer hilfreich ist. Sie haben später Probleme, sich einzufügen und Regeln zu akzeptieren. Beide Verhaltensweisen haben Auswirkungen auf die sprachliche Ausdrucksfähigkeit. Die Sprachfertigkeit des Kindes, das sich ohnmächtig erlebt, nimmt ab. Das machtvolle Kind wird sich eine sehr kraftvolle, möglicherweise auch verletzende Sprache angewöhnen.

Deswegen ist es einerseits so wichtig, dass es klare Regeln und Konsequenzen in einer Familie gibt, auf der anderen Seite muss immer wieder deutlich werden, dass die Eltern auch nicht unfehlbar sind. Sie bieten Schutz und Sicherheit und dennoch dürfen sie auch kritisch betrachtet werden.

Tipp *Zucken Sie bei dem ersten „Scheiße" nicht zusammen. Meistens wissen die Kinder selbst noch gar nicht, was sie sagen. Sie haben einfach gehört, wie es ein anderes Kind gesagt hat und dass darauf reagiert wurde. Nun möchte es einfach wissen, ob auch Sie reagieren. Tun Sie das entsprechend gelassen, nimmt die Attraktivität dieses Wortes deutlich und oft sehr schnell ab. Verbieten Sie diesen Jargon, dann machen Sie ihn erst recht interessant. Häufen sich die Kraftausdrücke, dann sprechen Sie mir Ihrem Kind und erklären Sie ihm, was diese Worte bei Ihnen auslösen.*

Das erste Kindergartenjahr bietet die Gelegenheit, gemeinsam mit den Kindern Regeln einzuüben. Im Kindergarten wird damit begonnen, es sollte aber auch zu Hause eingeführt werden. Wie schon erwähnt, entmutigen zu enge Regeln ein Kind, zu lockere Regeln geben keinen Anhaltspunkt. Das richtige Maß für Ihr Kind müssen Sie ausprobieren. Am einfachsten und gleichzeitig am wirkungsvollsten ist es, wenn Sie gemeinsam mit Ihrem Kind die Regeln entwickeln. Bei diesem Prozess kann das Kind Regeln formulieren, die seine Integrität schützen, und Sie formulieren Regeln, die für Sie im familiären Umgang wichtig und hilfreich sind. Dann müssen beide Vorschläge übereingebracht werden. Sinnvoll ist es, von beiden Seiten Regeln in die Endfassung einfließen zu lassen. Eine Vereinbarung sollte nicht mehr als ein bis zwei Regeln, bei Vorschulkindern drei oder vier Regeln umfassen. Sonst überfordern Sie Ihr Kind. Man vergisst es oft, aber man überfordert auch sich selbst, denn auch Sie müssen sich an die Regeln halten und auf deren Einhaltung achten.

Wenn es einen Konflikt gibt, dann fragen Sie Ihr Kind ganz konkret: Was wünschst du dir von mir? Die Antwort formulieren Sie dann gemeinsam als Regel. Zum Beispiel: Wir hören einander zu. Umgekehrt machen Sie auch einen Vorschlag für eine Regel: Wir benutzen keine Wörter, die der andere nicht mag.

Im nächsten Schritt besprechen Sie, was geschieht, wenn eine der beiden Seiten die Regeln nicht einhält. Entwickeln Sie jetzt schon Konsequenzen und nehmen Sie möglichst die Vorschläge des Kindes auf. Dann haben Sie bei Nichteinhaltung nicht den Schwarzen Peter in der Hand. Ihr Kind weiß von vornherein, was geschieht. Auch dieses Ernstnehmen fördert die Sprachentwicklung. Denn das Kind erlebt sich hier als machtvoll, aber im kooperativen Sinne. Zuvor hat es seine Kraft eher destruktiv eingesetzt. In dieser „Verhandlung" empfindet es Annahme und Achtung. Seine Meinung wird gehört und ernst genommen. Es ist nicht „nur" Kind, sondern wird als ein gleichwertiges Mitglied der Familie wahrgenommen.

Fragen Sie Ihr Kind: „Was passiert, wenn einer von uns ein Wort benutzt, das der andere nicht mag?" Kinder überlegen manchmal ein bisschen, aber dann kommen oft schöne Vorschläge, zum Beispiel: „Dann sagen wir uns das und man muss sich entschuldigen." „Und was meinst du, was machen wir, wenn wir das Gefühl haben, der andere hört nicht zu?" „Dann sagen wir das auch und dann muss der andere richtig zuhören." Nehmen Sie so viele Vorschläge wie möglich von Ihrem Kind an. Bringen Sie keine „besseren" Vorschläge, wenn Sie der Meinung sind, es kann so funktionieren, wie Ihr Kind vorschlägt. Das stärkt enorm die Kompetenzentwicklung und damit die Sprachentwicklung des Kindes.

Was tun Sie bei konfliktären Wünschen?

Manche Eltern sind der Meinung, dass sie mit einer solchen Vorgehensweise ihr Kind überfordern. Unsere Erfahrung ist, dass ein Kind sicherlich eine gewisse Reife mitbringen muss. Ein Dreijähriges kann damit auch überfordert sein. Aber ab vier Jahren steht dem nichts mehr im Wege. Es ist sicher auch hilfreich zu überdenken, was passiert, wenn Sie wütend werden und Ihrem Kind einfach verbieten, Kraftausdrücke zu verwenden. Was geschieht mit der Familienstimmung? Reagieren Sie nach wie vor gelassen? Was tun Sie, wenn das Kind immer heftiger wird? Wir haben die Erfahrung gemacht, dass Kinder mit emotionalen Ausbrüchen der Eltern oft viel mehr überfordert sind, als wenn man sie konsequent ernst nimmt. Sicherlich verhandelt man mit einem Kind auch anders als mit einem Erwachsenen. Herauszuhören, was das Kind meint, auch wenn es diese Botschaft ungeschickt verpackt, ist hilfreich. Wenn also das Kind beispielsweise sagt: „Ich will die Regel, dass ich im Wohnzimmer immer schreien kann. So laut und so lange, wie ich es will", dann hören Sie hier darauf, dass Ihr Kind gerne spontan ist und Raum und Zeit zum Austoben braucht. Viele Eltern brechen hier schon ab und sagen: „Mit einem Kind kann man doch nicht richtig reden". Ein Kind drückt nur seine eigene Meinung aus. Untersuchungen zufolge müssen Kinder das achte Lebensjahr überschritten haben, um miteinzubeziehen, wie das, was sie tun, auf andere wirkt. Also reden Sie Ihrem Kind nicht ein, dass das, was es möchte, nicht geht. Nehmen Sie es ernst: „Du möchtest also immer und so lange schreien, wie du möchtest. O.k. Ich schreibe das auf. Was möchtest du noch?" Sie werden bemerken, dass mit einem solchen Ernstnehmen der zweite Wunsch oft schon moderater ausfällt. Halten Sie dagegen, dann verhandeln Sie nicht, sondern Ihr Kind sieht sich veranlasst, wieder Grenzen auszutesten. Ist das Kind fertig, dann formulieren Sie: „Ich möchte am liebsten, dass es im Wohnzimmer immer ruhig zugeht. Geschrien und getobt werden darf nur in den Kinderzimmern und im Garten". Nun stellen Sie die beiden Wünsche nebeneinander und bitten Ihr Kind, einen Vorschlag zu machen, wie diese beiden Wünsche zusammengebracht werden können. Wichtig ist es bei diesem Vorgehen, dass beide Seiten Zugeständnisse machen. Erwarten Sie nicht, dass sich Ihr Kind Ihren Vorstellungen anpasst. Vereinbaren Sie etwas wie: „Es darf jeden Tag eine Stunde im Wohnzimmer geschrien und getobt werden. Danach ist Schluss." Und denken Sie an eine Konsequenz: „Hält sich das Kind nicht an die Vereinbarung, dann fällt am folgenden Tag die Tobestunde aus." Helfen Sie Ihrem Kind, indem Sie beispielsweise eine Eieruhr aufstellen, sobald es los geht. Wenn diese klingelt, ist die Stunde vorbei. Vereinbaren Sie auch, dass bei der Tobestunde nichts kaputt gehen darf und danach aufgeräumt werden muss. Und denken Sie auch daran, was passiert, wenn Sie sich nicht an die Regel halten, wenn Sie beispielsweise schimpfen, dass es zu laut ist, obwohl die Stunde noch nicht vorbei ist. „Wenn Mama in der Tobestunde schimpft, obwohl es nur laut ist, nichts kaputt geht oder etwas Gefährliches passiert, dann darf am nächsten Tag doppelt so lange getobt werden."

Wenn Sie sich bei einem solchen „Regelgespräch" auf Ihr Kind, auf seinen Erfahrungsschatz und auf seine Wortwahl einstellen, dann fördern Sie nicht nur die sprachliche Ausdrucksfähigkeit, sondern Sie unterstützen auch die Entwicklung eines gesunden Selbstwertes. Voraussetzung dafür ist, dass Sie Ihr Kind ernst nehmen und bei diesem Regelgespräch als gleichwertig betrachten. Die Wünsche des Kindes sind genauso wichtig wie Ihre Wünsche. Und auch Sie müssen Abstriche machen können, um eine Einigung zu erzielen. Auch wenn es Ihnen schwerfällt, eine Tobestunde auszuhalten: Sie haben hier einen großen Schritt in der Erziehung gemacht. Ihr Kind hat von Ihnen gelernt, seine Wünsche auszudrücken und gleichzeitig Abstriche zu machen, um ein friedliches Zusammenleben zu ermöglichen. Das sind zwei besondere Fähigkeiten, die im Leben immer wieder weiterhelfen können.

Sprache und Selbstwert

Es ist bei den bisherigen Themen schon oft angeklungen: Sprache und Selbstwert sind eng miteinander verbunden. Denn über Sprache bringen wir die inneren Vorgänge nach außen. Wir geben etwas preis und werden damit auch angreifbar. Je weniger man herausgibt, umso weniger kann geschehen. Mit dieser Annahme kann man die Hypothese formulieren, dass selbstsichere Kinder sprachlich offener agieren als unsichere Kinder. Allerdings unter der Berücksichtigung des umgebenden Rahmens: Wenn ein Kind in einer neuen Situation nicht viele Worte macht, dann ist es noch lange nicht unsicher.

Zwei Prozesse greifen bei der Ausbildung des Selbstwertes immer wieder ineinander: Zum einen bestimmt der Selbstwert die Art und Weise des Sprechens, zum anderen bildet sich ein Selbstwert durch die Interaktion mit der Umwelt aus. Diese Gegenseitigkeit kann sich positiv wie negativ verstärken. Besonders sensibel reagieren Kinder deswegen auf verbale Kränkungen oder auf das Gefühl, etwas „Dummes" zu sagen.

Erwachsene sprechen mit Kindern oft anders als mit Erwachsenen. Sie behandeln Kinder nicht so respektvoll und höflich wie andere Erwachsene und greifen schon mal zu Begriffen, die sie Freunden gegenüber nicht verwenden würden. Wenn man Erwachsenen zuhört, hat man manchmal das Gefühl, dass sie vor ihren Kindern wenig Respekt haben. Man hört beispielsweise auf der Straße oft ein „Spinnst du?", ein „Hör endlich auf mit dem Generve!" oder ein „So eine blöde Idee kannst auch nur du haben". Wir glauben nicht, dass diese Erwachsenen, denen so etwas rausrutscht, genauso mit ihren Freunden sprechen würden. Aber Kindern gegenüber ist die Schwelle oft niedriger. Erwachsene formulieren manchmal verletzend oder herabwürdigend. Wobei das sicher nicht ihre Absicht ist. Der alltägliche Stress verführt dazu, nicht sorgsam mit der Sprache umzugehen. Gleichzeitig erwarten dieselben Erwachsenen, dass ihre Kinder die Worte sorgsam wählen. Und das funktioniert dann oft nicht. Verständlicherweise.

Ganz unbemerkt schleicht sich eine solche Atmosphäre in eine Familie ein. Und es kostet – zugegeben – einige Anstrengung, achtsam damit umzugehen. Auch Eltern sind fehlbar. Wichtig ist es nur, das zu wissen und sich auch entschuldigen zu können, wenn man sprachlich daneben gegriffen hat. Gerade bei kleinen Kindern, die mit Mühe und Kraft ihre Sprache voranbringen, wirkt es manchmal lustig, was sie produzieren. Die Eltern lachen. Eigentlich lachen sie nicht über das Kind. Sie freuen sich eher. Und dennoch kann man beobachten, dass sich Kinder enttäuscht zurückziehen und entmutigt werden. Schließlich möchten sie, dass ihre Mühe ernst genommen und belohnt wird. Ihre Sprechabsicht ist es nicht, andere zu belustigen. So erreichen sie ihr Sprechziel nicht und lassen sich verunsichern.

In diesem Zusammenhang sollte man einen offenen Blick auf das Verhalten von älteren Geschwistern werfen. Häufig nutzen ältere Kinder die sprachliche Ungelenkigkeit, um sich Vorteile zu verschaffen. Sie lachen am lautesten über die Ausdrucksweise der Kleineren und äffen diese nach. Die jüngeren Geschwister reagieren sofort. Sie weinen oder schreien „Lass mich!" oder „Hör auf!" Die Erziehungsaufgabe besteht nun darin, dem älteren Kind Anerkennung zu vermitteln und gleichzeitig Grenzen zu setzen, damit es nicht notwendigerweise diese aus der Herabsetzung des Geschwisterkindes schöpft: „Prima, wie du sofort einen kleinen grammatischen Fehler herausfindest. Das kann nicht jeder. Peter lernt das sicher auch bald. Danke für deinen Hinweis. Ich erinnere, dass du auch einmal so gesprochen hast. Weißt du das noch?" Andererseits sollte man darauf achten, dem jüngeren Kind die Möglichkeit zum Sprechen zu geben, ohne dass ältere Geschwister zuhören. Besonders für das jüngere Kind, das oft dem hohen Tempo der älteren Geschwister nicht folgen kann, ist es wichtig, Zeit alleine zum Sprechen mit Mutter oder Vater zu haben.

Oft verhalten sich ältere Geschwister auch hinreißend liebevoll. Sie verbessern freundlich und hartnäckig und freuen sich über den Erfolg des „Kleinen". Da Geschwisterliebe oft innig, aber auch von Konkurrenz und negativen Gefühlen geprägt ist, kann so eine liebevolle geschwisterliche Begleitung nicht permanent erwartet werden. Auch die Größeren müssen ihre Aggressionen rauslassen können.

Sprache als kraftvolles Instrument entdecken

Nicht nur die Erzieherin dient als sprachliches Vorbild. Kinder orientieren sich sehr schnell an dem sprachlichen Ausdruck anderer Kinder. Deswegen sind Eltern oft beeindruckt davon, mit welchem Wortschatz ihre Kinder aus dem Kindergarten nach Hause kommen. Bisher hatten sie ein Kind, dessen Einflüsse sich fast zu hundert Prozent steuern ließen. Nun geht das Kind alleine los und wählt selbstständig aus, was es interessant findet. Zudem werden in diesem Alter die Grenzen interessant. Das Kind lernt nun also zum ersten Mal, welch kraftvolles Instrument Sprache darstellt. Mittels Sprache kann es die Eltern und andere Bezugspersonen, auch die Spielkameraden, für sich einnehmen, sie vor den Kopf stoßen, etwas Gewünschtes bekommen oder sie gar zum Weinen bringen. Und dieses kraftvolle Instrument wird in dieser ersten Kindergartenzeit in der gesamten Spannweite ausprobiert.

Da sich Kindergartenkinder noch nicht gut in andere Menschen hineinversetzen können, wählen sie oft verletzende Worte und sind gleichermaßen betroffen wie stolz, wenn sie bei anderen Menschen Tränen auslösen können. Den gleichen Stolz empfinden sie, wenn sie andere zum Lachen bringen können. Die Sprache als so kraftvolles Werkzeug zu erleben, überfordert sie in diesem Alter oft noch. Seien Sie deswegen in dieser Hinsicht besonders nachsichtig und wenig strafend. Besprechen Sie mit Ihrem Kind lediglich die Wirkung seines sprachlichen Handelns. Das Kind genießt zunächst einmal seine Fähigkeit und lernt es in einem zweiten Schritt, diese wohldosiert einzusetzen. Beides zugleich leisten zu müssen, kann überfordern.

Sprachförderung und Medien

„Fördern Medien die Sprachentwicklung?", werden wir häufig gefragt. Also „Ist es für Kinder, die schwer sprechen lernen, sinnvoll, sie immer wieder mit Sprache aus Fernsehen, Kassetten oder Computer zu konfrontieren? Gibt es hier einen echten Zuwachs an Sprachkompetenz?"

Die Antwort heißt wieder einmal eindeutig: Es kommt darauf an. Überlegen Sie einmal, wie es Ihnen ergehen würde: Wenn Sie eine Sprache nur mühsam verstehen, dann werden Sie keinen deutlichen Erfolg haben, wenn Sie sich Kino- oder Fernsehfilme in dieser Sprache ansehen. Anders ist es natürlich, wenn es übersetzte Untertitel gibt. Dann verknüpft man schon einmal eher eine neue Formulierung und nimmt sie in seinen Sprachschatz auf. Das geht Ihren Kindern genauso. Sie können zwar im Kindergartenalter noch keine Untertitel lesen und auch im Vorschulalter geht das meistens noch nicht schnell genug, aber sie bemerken sehr schnell, ob der Film an ihrem Erfahrungsschatz anknüpft. Wenn es ein ruhiger, langsamer Film ist, der auf der Erfahrungswelt Ihres Kindes aufbaut und „seine" Sprache spricht, dann kann das die Sprachentwicklung fördern. Viele Kinderfilme sind allerdings zu schnell gesprochen und sehr schnell geschnitten. Kinder sind mit diesem Tempo überfordert und entnehmen nur die Sätze, die immer wieder fallen und von ihren Lieblingsfiguren formuliert werden. Der Erfolg der Teletubbies basierte beispielsweise auf der langsamen Sprache und der permanenten Wiederholung von Ritualen und Textteilen, die kleinere Kinder sehr ansprechen, größere eher langweilen und unterfordern.

Genauso verhält es sich bei Kinder-Kassetten. Es gibt Aufnahmen, die Ihr Kind nicht weiterbringen, und andere, die dienlich sein können. Die gezielte Auswahl ist hier genauso gefragt wie bei Büchern. Kriterien dafür sind z.B. ein gutes Sprachvorbild. Die Sprecher sollten langsam und gut betont sprechen. Kassetten, auf denen Teile von nur einem Sprecher gelesen werden, sind besser geeignet als ein „Stimmenwirrwarr" im Hörspiel. Ihrem dreijährigen Kind muten Sie ja auch keinen Comic zu. Sie suchen Bilderbücher mit schönen Bildern und relativ wenig Text. Und ganz zu Anfang der Sprachentwicklung zeigt man auf die Bilder und spricht mehrfach und langsam vor, bis das Kind selbst versucht, das Wort nachzusprechen. Jede Annäherung an den richtigen Klang wird deutlich belohnt.

Gemeinsam mehr Erfolg

Medien fördern erst dann die Sprachentwicklung, wenn sie in ein Miteinander eingebaut werden. Wenn also das Medium in die gemeinsame Alltagserfahrung einbezogen wird. Sie fördern allerdings nicht, wenn sie die gemeinsame „Sprechzeit" mit den Bezugspersonen ersetzen sollen.

Ein wichtiges Thema ist in der Erziehung, wie das Medium eingesetzt wird. Viele Eltern nutzen verständlicherweise eine Kassette oder den Fernsehapparat als Babysitter. Um einmal in Ruhe die Wäsche aufzuhängen und zu kochen, sind die Kinder sicher und zufrieden vor dem Fernseher verwahrt. Da kann man sich schon mal kurz aus dem Haus wagen. In der Regel passiert nichts. Es passiert wirklich nichts. Auch nichts Gutes. Als Verwahrung mag das die Eltern unterstützen, auch wenn es den Kindern nicht dient. Als Spracherziehung ist ein solcher Medieneinsatz völlig unbrauchbar.

Gerade bei neuen Kassetten oder Filmen ist es wichtig, gemeinsam mit dem Kind zu hören und zu sehen. Es ist wichtig, zu stoppen und Fragen zu klären, und es ist wichtig, hinterher über das Geschehen zu sprechen – wenn das Kind das wünscht. Oftmals braucht es eine sogenannte „Inkubationszeit" und erst ein paar Tage, manchmal zwei Wochen später sprechen die Kinder über das Erlebte. Kinder verarbeiten sehr langsam. Und deswegen sind sie in der schnelllebigen Zeit häufig überfordert und abgehängt.

Medienerziehung heißt, gemeinsam mit dem Kind das Medium zu nutzen. Es bedeutet auch, sich darauf zu konzentrieren und nicht beispielsweise während des Essens den Fernseher oder das Radio laufen zu lassen. Die volle Konzentration auf eine Sache erleichtert es dem Kind, den sachdienlichen Umgang zu lernen und gleichzeitig seine Sprache zu entwickeln. Klar ist es erlaubt, beim gemeinsamen Fernsehen zu bügeln oder eine Handarbeit anzufertigen. Solange Sie dabei und greifbar sind, fühlt das Kind sich sicher. Sie können miteinander sprechen, sie ertragen Spannung gemeinsam und sie können miteinander lachen.

Idealerweise werden Medien gemeinsam konsumiert. Oft wollen Kinder aber auch einmal mit ihrer Geschichte alleine sein. Und das ist dann auch gut so. Aber am Anfang brauchen sie eine intensive Begleitung. Nur beim Fernsehen sollte so oft wie möglich eine Begleitung erfolgen. Das kann bis in die Pubertät hinein sinnvoll sein. Danach schauen Kinder lieber als Gruppe fern. Dabei sprechen sie automatisch und albern herum, dann ist das Medium ins Spiel integriert und kann Sinnvolles leisten.

Medienerziehung

Sicher prägt Ihr Umgang mit den Medien deutlich das Verhalten Ihres Kindes. Öffnen Sie die Haustür und schalten – noch im Mantel – gleich Radio oder Fernsehen an, dann erfährt Ihr Kind einen anderen Umgang mit dem Medium, als wenn Sie gemeinsam überlegen, welches Programm in dieser Woche ausgesucht wird. Eine „Dauerbeschallung", durch was auch immer, fördert die Sprachkompetenz sicher nicht. Das Thema Vorbild kommt hier wieder sehr dominant zum Einsatz.

Welcher ist also der richtige Weg? Wie viel Zeit sollten Kinder am Tag vor dem Fernseher, dem Computer oder mit dem Gameboy® verbringen? Auf diese konkreten Fragen gibt es nur eine konkrete Antwort: so wenig wie möglich. Und wechselnd. Das heißt konkret: Wann immer das Kind draußen spielen kann und sich mit Freunden treffen kann, ist das im Kindergartenalter einer Konzentration auf ein Medium vorzuziehen. Denn hier erwirbt das Kind echte Erfahrungen. Eine Geschichte bringt die Erfahrungen aus zweiter

Hand ins Kinderzimmer. Das Kind ist nicht real beteiligt. Wechselnd bedeutet in diesem Zusammenhang: Ein Kind sollte nicht nur CDs hören oder nur Fernsehen schauen oder nur am Computer spielen. Es sollte Zugang zu verschiedenen Medien haben, deren Vor- und Nachteile kennenlernen können und sich aktiv für das eine oder das andere entscheiden können.

Und dennoch muss auch die Situation in der Familie berücksichtigt werden. Es ist völlig in Ordnung, wenn eine Mutter zur Mittagszeit nach Hause kommt und die Kinder eine Kassette hören, damit sich die Mutter erst einmal umziehen und das Mittagessen vorbereiten kann. Etwas Abstand und Erholung vom Arbeitsumfeld ist oft hilfreich, um sich wieder voll und ganz den Kindern widmen zu können. Und im Anschluss hat sie wieder Kraft und kann den Nachmittag mit dem Kind gemeinsam und entspannt gestalten. Hätte sie diese „Auszeit" für sich nicht, wäre sie vielleicht sehr angespannt. Das würde auch das Kind spüren.

Medien werden erst dann aus erzieherischem Gesichtspunkt ein Problem, wenn sie sehr regelmäßig oder als Belohnung und Bestrafung eingesetzt werden. Fangen wir mit dem letzten Punkt an: „Nun hast du aber lieb dein Zimmer aufgeräumt. Jetzt darfst du eine halbe Stunde fernsehen!" Das ist von den Eltern nett gemeint, fördert aber nicht das kooperative Verhalten oder gar die Sprachentwicklung. Denn zwischen dem Aufräumen des Zimmers und einem Fernsehfilm besteht kein Zusammenhang. Anders wäre Folgendes: „Jetzt hast du aber dein Zimmer so schön aufgeräumt, dass wieder Platz zum Spielen ist. Magst du ein Spiel aussuchen, das wir gemeinsam spielen können?" Hier gibt es einen Zusammenhang: Es gibt wieder Platz, man kann wieder spielen. Und man verbringt gemeinsame Zeit. Das ist eine tatsächliche Belohnung und steht im direkten Zusammenhang mit der erbrachten Leistung. Genauso wie es keine Süßigkeiten zur Belohnung geben sollte, macht die Fernsehstunde wenig Sinn.

Und umgekehrt: „Bevor du nicht dein Zimmer aufgeräumt hast, darfst du nicht fernsehen" oder „Jetzt habe ich schon dreimal gesagt, du sollst nicht mit Wasser im Wohnzimmer spielen. Und nun ist schon wieder alles nass!! Heute Abend ist das Sandmännchen gestrichen." Wahrscheinlich folgen hier Geheule und ein großes Theater, obwohl die Strafe objektiv gesehen nicht sonderlich schlimm ist. Aber sie macht einfach keinen Sinn. Richtiger wäre es, wenn das Kind den Putzlappen in die Hand bekommt und aufwischen muss. Schließlich braucht man kein trockenes Wohnzimmer, um Sandmännchen sehen zu können.

Eine gesunde Sprachentwicklung hat sehr viel mit dem Gefühl der Sicherheit und Zuverlässigkeit zu tun. Willkürliche Strafen, die weder angemessen sind noch in einem Zusammenhang zur „Tat" des Kindes stehen, verunsichern und entmutigen. Das Kind stellt in einem solchen Umfeld die Kommunikation ein. Es wird passiv.

Der zweite Punkt betrifft den dauerhaften Einsatz von Medien. Wenn es also sein muss, wenn das Kind – oder oft die ganze Familie – nicht ohne Fernsehen sein kann, dann wird es schwierig. Suchtexperten warnen: Alles, was wir täglich tun, macht uns abhängig. Selbstverständlich essen und trinken wir jeden Tag und wir versuchen uns die Zuneigung anderer Menschen zu sichern. Konsequent zu Ende gedacht heißt das aber auch, dass wir davon abhängig sind. Ohne Nahrung und ohne Zuneigung verkümmern wir. Und das gilt für Kinder ganz besonders.

Suchtexperten fordern auch, manchmal Rituale zu unterbrechen – selbst so schöne wie das abendliche Vorlesen. Sie vertreten die Auffassung, dass es wichtig ist, auch einschlafen zu können, wenn man abends etwas anderes tut, zum Beispiel erzählen, singen oder Karten spielen. Es muss nicht immer ein Buch sein. Wenn es auch ohne Buch geht, dann ist es gut. Also ist darauf zu achten, dass das Kind auch ohne ein Medium spielen kann. Braucht es den Fernseher, um zu entspannen, sitzt es mit Freunden nur vor dem Computer oder sucht es, kaum zur Tür herein, sofort den Gameboy®, dann läuft hier deutlich etwas in die falsche Richtung. Ein Medium ist eine Spielmöglichkeit neben vielen anderen. Das Toben an der frischen Luft mit echtem Kontakt zu anderen Kindern ist diesem eindeutig vorzuziehen.

Auch Kassetten und CDs können den kindlichen Alltag bereichern und seine Sprachfähigkeit erweitern – eben unter den genannten Kriterien. Ein Kind, das sofort den Kassettenrekorder anstellt, wenn es nach Hause kommt, tut das, weil die Eltern etwas Vergleichbares tun oder weil es nicht anders kann. Gemeint ist hier nicht, wenn ein Kind eine Lieblingskassette hat und sie für eine Woche täglich dreimal hören will. Solche Phasen gibt es und soll es auch geben. Hinterher können die Kinder den Text Wort für Wort mitsprechen und können alle Rollen nachspielen. Das erweitert die Kompetenzen. Wird das allerdings zu einer regelmäßigen Gewohnheit, dann sollte unbedingt gegengesteuert werden.

Darf ich fernsehen? Der Machtkampf um die Medien

Viele Eltern stöhnen laut auf, wenn es um das leidige Thema Fernsehen geht. Und sie erzählen immer wieder die gleichen Geschichten: Hundertmal am Tag fragen die Kinder: „Darf ich fernsehen" und hundertmal sagt die Mutter: „Nein, spiel doch was Schönes". Und meistens geht die Geschichte ähnlich weiter: Fünf Minuten später kommen die Kinder zurück und stellen die gleiche Frage: „Darf ich jetzt fernsehen ...?" „Das ist Zum-wahnsinnig-Werden", schimpfen die Eltern. Und das Thema Fernsehen oder auch Computer entwickelt sich zum Machtkampf: Wer bringt täglich wie viele Minuten Fernsehen bzw. Nicht-Fernsehen auf seine Seite? Kinder wollen meistens mehr fernsehen, als Eltern es erlauben möchten, außerdem wählen sie meistens „schlechte" Sendungen aus. Aber was ist eigentlich eine gute Sendung? Eltern suchen immer den pädagogischen Wert: Also wird „Die Sendung mit der Maus" akzeptiert und vielleicht „Löwenzahn", „Was ist was TV" usw. Kinder allerdings lieben – und das kann jeder Erwachsene auch nachvollziehen – Geschichten, in die sie versinken können. Sie wollen unterhalten werden und nicht unbedingt etwas lernen. Das wollen wir auch nicht, wenn wir uns am Abend auf einen Krimi oder eine Liebesgeschichte freuen. Ältere Kinder lesen „Harry Potter" sicher nicht wegen des pädagogischen Wertes, sondern sie lesen ihn, weil sie darin versinken können und die Welt um sich herum vergessen. Das ist es, was Kinder wirklich interessiert: In eine fremde und doch vertraute Welt eintauchen, ihrer Fantasie folgen, Grenzen überschreiten. Deswegen sind Bücher, in denen es um soziale Kompetenzen wie beispielsweise „streiten lernen" geht, nicht so sehr beliebt.

Auf dem Lehrplan von Nordrhein-Westfalen steht für die Klassen eins bis vier inzwischen sogar das „Selbstvergessene Lesen". Gemeint ist ein Lesen, das einen Raum und Zeit vergessen lässt, ein Versinken in eine Geschichte. Und das können Kinder beim Fernsehen oder am Computer recht gut – manchmal zum Ärger der Eltern, denn sie müssen zehnmal rufen, bis das Kind vielleicht reagiert: also von der Fantasie-Welt wieder in das Hier und Jetzt zurückkommen kann. Diese Art von Konzentrationsfähigkeit sollte man erhalten und nach und nach auf Bücher übertragen. Und was das Wichtigste ist: Eltern sollten diese Fähigkeit als Wert anerkennen und nicht darüber schimpfen. Situationen wie diese kommen in den meisten Familien vor: Mathias sitzt am Tisch und liest. Die jüngeren Geschwister spielen um ihn herum und die Mutter deckt den Tisch für eine kleine Mahlzeit am Nachmittag. Mathias ist ganz in sein Buch vertieft und bemerkt den Radau um sich herum nicht. Die Mutter stellt zwei Flaschen auf den Tisch mit den Worten: „Das ist Sirup und das Wasser. Mathias, hörst du mich?" „Mhm", kommt eine Antwort, aber Mathias blickt nicht auf. Er ist in seiner Buch-Welt. Kurze Zeit später taucht er auf, nimmt die Sirupflasche und schenkt sich ein ganzes Glas ein. Die Mutter schimpft. Und Mathias weiß nicht so recht, was er falsch gemacht hat. Er hat selbstvergessen gelesen.

Die Fähigkeit zum selbstvergessenen Lesen ist eine wichtige Grundlage für die differenzierte Sprachentwicklung, denn sie spiegelt die Konzentrationsfähigkeit. Kinder, die sich nicht auf eine Sache konzentrieren können, haben oft Mühe, Sätze zu Ende zu bringen. Sie brechen ihre Aussagen ab, fangen nochmals anders an und vergessen zwischenzeitlich, was sie eigentlich ausdrücken wollten. Und wenn Kinder genauso konzentriert und wohldosiert sich mit Medien beschäftigen, dann ist dagegen nichts einzuwenden.

Im Mittelpunkt der Familie

Oft steht das Fernsehgerät im Mittelpunkt des Familienlebens: also im Wohnzimmer. Gemütlich sind die Sessel drum herum gruppiert, so dass man alleine von der Einrichtungsseite schon das Gefühl hat, es ist kein Wohnzimmer und damit ein Gemeinschaftsraum, sondern ein Medienraum. Und das nehmen Kinder deutlich wahr. Was passiert im Wohnzimmer? Wird hier gemeinsam gegessen, gespielt, gesprochen. Oder läuft in der Regel der Fernseher, wenn sich die Familie zusammenfindet? Erhält der Fernseher einen so zentralen Platz, dann wäre es verwunderlich, wenn er nicht ständiger Mittelpunkt und damit Streitpunkt wäre. Viele Eltern stellen den Fernseher in einen Schrank, der erst geöffnet wird, wenn die Kinder schlafen. Oder sie verbannen das Gerät ins Schlaf- oder Arbeitszimmer. Was Kinder nicht täglich sehen, weckt auch nicht immerwährend Wünsche. Steht eine Schüssel Gummibärchen auf dem Tisch, dann möchten die Kinder – und auch die Erwachsenen – gerne öfter zugreifen. Sie können sich leicht vorstellen, wie oft am Tag Sie über Gummibärchen diskutieren müssten. Liegen die süßen Bären im Schrank versteckt, dann geraten sie in Vergessenheit. Genauso ist das mit dem Fernseher und mit anderen Medien.

Dabei ist fernsehen nicht schädlich. Kinder schauen gerne fern. Denn sie sehen die Bilder leichter als Bilder in Büchern. Kinder im Vorschulalter sind in der Regel etwas weitsichtig. Eine Naheinstellung der Augen zum Buch ist deutlich mühsamer als der Abstand zum Fernseher oder auch zum Computer. Insofern kommt das Medium dem kindlichen Auge sehr entgegen – mal ganz unabhängig von den Inhalten betrachtet. Sicherlich ist es sinnvoll und wichtig, das Nahsehen zu trainieren, damit es dann auch in der Schule klappt. Aber auch Kinder nehmen gerne den müheloseren Weg. Das kennt jeder genauso von sich: Brauchen Sie zum Lesen eine Brille, dann ist es erheblich einfacher, eben mal das Radio oder den Fernseher einzuschalten, wenn man wissen möchte, wie am nächsten Tag das Wetter sein wird, als in der Zeitung nachzusehen.

Spielzeug

Sprache hat etwas mit Kreativität zu tun. Wer Erlebnisse gut auf den Punkt bringen kann, erfüllt eine kreative Aufgabe. Denn die gleiche Geschichte kann man gelangweilt oder geradezu begeistert mitteilen.

Wenn Eltern sich wünschen, dass ihre Kinder ihre angeborene Kreativität entfalten, dann ist es neben einem bedachten Umgang mit Medien auch wichtig, das Spielzeugangebot kritisch zu prüfen. Kinder, die alles, was sie brauchen, in perfekter Form im Kinderzimmer finden, haben keinen Anlass, kreativ zu werden. Finden sich für alle Puppen passende Decken, dann muss man kein Taschentuch benutzen oder einen Socken zum Schlafsack umfunktionieren. Findet sich immer der passende Lego-Baustein, dann braucht man sich nichts einfallen zu lassen. Erst ein Mangel macht kreativ und eine begrenzte materielle Frustration hat weder dem Sprachvermögen noch der Identitätsentwicklung geschadet. Ein volles Kinderzimmer aber regt nicht zum Spielen an. Mit einer Puppe spielen Mädchen oft und gerne. Haben sie fünf „Kinder", dann haben sie keine Lust mehr. Und dabei tun sich Kinder so leicht mit dem Umfunktionieren: „Das wär wohl unser Boot", sagen Kinder und setzen die Puppe in den Karton. Und dann ist der das Boot. Allenfalls wird noch ein Lenkrad aufgemalt. Aber das ist gar nicht nötig. Das denkt man sich. Und wenn die Puppe unter Deck geht, dann legen Kinder ihr ein Taschentuch über den Kopf. „Die Puppe schläft jetzt", heißt es dann. Auch kann aus Toilettenrollen und etwas Karton ein prima Barbiepferd gebaut werden. Aus einem Stück Draht kann ein schönes Schwert für das Playmobilmännchen entstehen. Jeder Haushalt bietet eine Fülle an Möglichkeiten. Und wenn man auf Reisen geht, dann sieht man doch wieder, mit wie wenig Spielzeug Kinder auskommen können. Dann sind eben die kleinen Murmeln Kindergartenkinder und die dicken Murmeln die Erzieher, weil keine Püppchen da sind. Zur Not reichen auch Tannenzweige und Zapfen. Das Spiel funktioniert und Kinder wissen wie es geht. Die Einzigen, die sich wundern, sind die Erwachsenen.

Rituale zur Sprachförderung

Bei dem Begriff Rituale denkt man gerne an Feste wie Weihnachten, an Geburtstage, Hochzeiten, jahreszeitlich wiederkehrende Feste, an Regentänze und natürlich an die abendliche Vorlese- oder Kuschelstunde. Rituale gibt es in allen Kulturen, denn sie kennzeichnen die Kultur und unterscheiden sie so von anderen Gemeinschaften. Rituale ordnen das individuelle Leben. Sie geben Sicherheit, Halt und auch Sinn in dem täglichen Miteinander. Mit Ritualen erfahren wir Beständigkeit und Zuverlässigkeit. Auch wenn man das Weihnachtsfest im Zusammenhang mit dem bereits im September beginnenden Marktgeschehen nicht mag, es würde dennoch komisch anmuten, fiele es einfach aus.

In unserer Sprache finden sich viele Rituale. Vor allem kleine Rituale, die den Umgang miteinander spiegeln und das Zusammenspiel zwischen den Menschen ausmachen. Anfangen kann man beim „Guten Morgen"-Sagen, bei anderen freundlichen sprachlichen Zuwendungen, bei Kosenamen und könnte es bis hin zur Formulierung von Regeln weiterführen. Denn auch das Finden, Formulieren und Einhalten von Regeln vollzieht sich in jeder Familie und sprachlichen Gemeinschaft anders. In den täglichen Ritualen spiegelt sich der Geist der Beziehung wider. Sie signalisieren Liebe, Zuwendung, Achtung, Geborgenheit und auch Regeln und Grenzen.

Kindern mit Sprachauffälligkeiten fehlen oft feste Strukturen, die ihnen ausreichend Zuwendung und gleichzeitig klare Regeln mitgeben (siehe auch Kap. „Gemeinsam Regeln vereinbaren"). Jedes Kind bedarf einer anderen Balance dieser beiden Pole von Nähe und Distanz. Überwiegt eine Seite – auch nur in einer Entwicklungsphase –, kann diese Balance „aus dem Gleichgewicht kommen" und eine Sprachentwicklungsstörung mit verursachen. Beispielsweise fällt es auf, dass Kinder, deren Balance etwa durch Veränderungen in der Familie (Geburt eines Kindes, Scheidung, Umzug ...) aus dem Gleichgewicht gekommen ist, manchmal mit einer Sprachauffälligkeit reagieren. Manchmal braucht es nur Zeit, um mit der neuen Situation umzugehen, sich anzupassen, neue Wege zu finden, und die Auffälligkeit legt sich von alleine wieder. Ein anderes Mal ist es besser, sich professionell unterstützen zu lassen. Manchmal sind es kleine Veränderungen, die den Eltern nicht bewusst sind: Die Mutter geht wieder arbeiten und verlässt vor dem gemeinsamen Frühstück das Haus, ein älteres Geschwister besucht die höhere Schule und bedarf mehr Unterstützung und Zuwendung als bisher, der Vater wechselt die Arbeitsstelle und kann nur noch am Wochenende nach Hause kommen.

Rituale entfalten sich einerseits in Sprache, sie verlangen aber auch, dass man sich unterordnen kann. So feiert nicht jeder dann Weihnachten, wenn ihm danach ist. Rituale unterdrücken aber nicht die Bedürfnisse, sondern sie helfen, eine angemessene Form zu finden. Ein Kind sollte sich in den familiären Ritualen wiederfinden. Seine Wünsche sollten ernst genommen und vielleicht auch ritualisiert werden. Viele Familien feiern beispielsweise den Muttertag, andere auch den Vatertag. Viele Kinder kommen dann auf die Idee, gerne auch einen Kindertag feiern zu wollen, bei dem sie die Blumen bekommen, ihnen das Frühstück ans Bett gebracht wird und sie sich den Familienausflug wünschen dürfen. Warum nicht? Kinder sollen sich nicht als ohnmächtig erleben, sondern an der Findung und Instandhaltung der Familienrituale beteiligt werden. So wird ein Ritual in einer Familie zu einem aktiven Dialog, der den Selbstwert des Kindes stärkt und die Sprachentwicklung fördert.

Spiele als Rituale

Schon im zarten Alter von etwa 1,5 Jahren fangen Kinder an, aktiv Rituale einzuführen. Das Alter von etwa zwei Jahren ist bekanntlich das Alter der Wiederholungen. Kinder lieben es in dieser Phase, bekannte Dinge immer wieder zu tun: Sie möchten jeden Abend die gleiche Geschichte hören, sie ziehen die Puppe an und aus, am liebsten den ganzen Tag, oder sie möchten etwas Bestimmtes immer wieder essen. In diesen Fällen setzen die Kinder die Regeln, die Erwachsenen sind die Mitspieler und erzählen die Lieblingsgeschichten, assistieren beim An- und Ausziehen und kochen das begehrte Gericht. Spiele dieser Art können aber auch von Erwachsenen als Anregung eingebracht werden, insofern die Kinder diese Anregung aufnehmen und ausgestalten können.

Sehr beliebt sind Szenen, die Familienerlebnisse nachspielen. „Wir fahren zu Oma" heißt ein begehrtes Spiel. Dann wird einfach aus zwei Stühlen ein Auto gebaut. Eine Menge Spielzeug wird hinter den Stühlen in den „Kofferraum" geworfen und mit lautem Gebrumme geht die Fahrt los. Ein solches Spiel, einmal ritualisiert, spielen Kinder gerne ein Jahr und länger. Die Mama oder der Papa assistiert, schleppt Stühle und schließt den Kofferraumdeckel. Genauso kann man „Baustelle", „Urlaub", „ein Baby bekommen", „Hausputz" oder etwas anderes spielen. Unabhängig von dem Inhalt ist es wichtig, dass immer wieder zuverlässig das Gleiche geschieht und dass das Kind die Regie führt. Das Spiel bleibt im Ablauf immer ähnlich und wird im Verlauf der Zeit zunehmend variiert. Auch die sprachlichen Muster entwickeln sich in einem solchen geschlossenen, vertrauten Rahmen beträchtlich. Und zu diesen inhaltlichen und sprachlichen Entwicklungsprozessen kann auch der Erwachsene Impulse geben.

Wenn Eltern auf diese Spielangebote ihrer Kinder eingehen, dann kann dadurch die Sprachentwicklung bedeutend effektiver gefördert werden als durch jedes noch so „pädagogisch wertvolle" fertige Spiel. Auch wenn die vom Kind angebotenen Spiele manchem Erwachsenen sehr elementar erscheinen (Was kann man schon dabei lernen, wenn man die Puppe hundertmal am Tag aus- und anzieht?), ist es wichtig, sich auf diese Art des Spiels einzulassen. Kinder suchen sich zielsicher die Themen, die noch verarbeitet werden müssen, bei denen sie neue Gedanken brauchen oder auch sprachlich trainieren können. Durch ein solches Familienspiel vertieft sich die Beziehungskultur und es entwickelt sich eine familiäre Sprachkultur.

Mütter formulieren oft, dass sie Schwierigkeiten haben, auf die manchmal aggressiven Spiele ihrer Söhne einzugehen. Dabei liegt hier genau die Chance. Es macht nichts aus, einen Roboter, eine Maschine oder ein Monster zu verkörpern. Wichtig ist nur, dass auch im Spiel beziehungsrelevante Regeln herrschen. Durch einen konsequenten Rollenwechsel im Spiel wird jeder mal zum „Täter" und zum „Opfer" und damit ergeben sich automatisch neue Regeln. Einem „Opfer" ist ein faires Miteinander viel wichtiger als dem „Täter" und das Kind lernt hier Regeln zu formulieren: „Totschießen gilt nicht. Nur ein bisschen". Und schon ist man im Gespräch und handelt aus, wie gespielt werden soll. Es gibt kaum eine Situation, die die sprachliche Entwicklung mehr fördert als diese: Das Kind muss formulieren, was es möchte, es muss zuhören, was der andere möchte, es muss eine Lösung finden, es muss diese Lösung formulieren, es muss überprüfen, ob die Lösung konsensfähig ist, gegebenenfalls muss es eine neue Lösung entwickeln und diese möglichst überzeugend formulieren. Wenn das keine Leistung ist! Damit tut sich mancher Erwachsene auch noch schwer, vor allem dann, wenn es um Dinge geht, die ihm wichtig sind.

Wichtig ist bei ritualisierten Rollenspielen, dass die Kinder viel Raum zur Rollenfindung bekommen und auch zur Variation derselben. Und die Eltern sollten sich – nicht nur im Spiel, aber hier ganz besonders – mit Zuweisungen wie „Du kleiner Schlaukopf", „Dickerchen", „Sportsfreund" zurückhalten. Das drängt Kinder in eine feste Richtung. Je flexibler Eltern auf ihre Kinder reagieren, umso größer ist die Entwicklungschance der Kinder – nicht nur in sprachlicher Hinsicht. Eltern sind Vorbild und Begleiter.

Spielerische Sprachförderung für den Alltag

Sprachförderung von Anfang an

Sprechen Sie mit Ihrem Kind, sobald es auf der Welt ist. Unterhalten Sie sich mit ihm, auch wenn es noch nicht antwortet, singen Sie ihm vor, machen Sie selbst Lalldialoge, wenn das Kind zu lallen beginnt. Beliebt ist das Frage-Antwort-Spiel. Legen Sie dem Kind ein dünnes Tuch über die Augen (Wo ist Paula?) und ziehen Sie es weg mit den Worten: Da ist sie!

Sprechen Sie mit dem Kind, wenn Sie es baden, wickeln, mit ihm spielen. Sprechen Sie über das, was Sie tun. Nehmen Sie die Laute des Kindes auf und lassen Sie sich auf viele Wiederholungen ein, wenn das Kind diese verlangt. In dieser Phase machen Erwachsene intuitiv das Richtige: Wir sprechen automatisch mit höherer Stimme und ausgeprägterer Betonung in einfachen Sätzen und bieten so das ideale Vorbild zum Sprechenlernen. Vertrauen Sie auf diese natürliche „Elternsprache". Würden Sie jetzt lange Schachtelsätze mit vielen Fremdwörtern benutzen, hätte Ihr Kind nichts davon. Ihr Kind wird zuerst Wörter lernen, die kindgerecht sind und in seiner Lebensumgebung von Wichtigkeit sind. Das kann „Mama" oder „Papa" sein, aber auch der Name des Lieblingsspielzeuges oder der des Haustieres. Sprechanregendes Spielzeug sind in diesem Alter einfache Gegenstände, die sich bewegen lassen, wie Stoffbälle, Autos, große Bauklötze, Stofftiere etc. Erste Bilderbücher sollten einfach sein, gut erkennbare Abbildungen von alltäglichen Gegenständen zeigen, am besten zunächst einmal mit nur einem Motiv pro Seite, in einer kindgerechten Größe und aus dicker Pappe sein, damit sie sich auch vom Kind später selbst umblättern lassen.

4 Alltagstipps zur Sprachförderung für 1- bis 2-Jährige

1. **Einkaufen gehen** – Sie müssen einkaufen, Ihr Kind sitzt im Buggy? Zeit zum Spracherwerb. Reden Sie mit dem Kind über die Dinge, die Sie beide sehen können. Was gibt es alles im Supermarkt, wo ist die Milch? Die alltäglichen Verrichtungen des Alltags sind ideal zum Miteinandersprechen.
2. **Hoppe-Hoppe-Reiter** – Singspiele wie Hoppe-Hoppe-Reiter sind ein Dauerbrenner bei Kindern mit enormem Spaßfaktor. Das Kind sitzt auf Ihrem Schoß, während Sie das Lied singen und dabei passend zum Lied die Knie auf und ab bewegen. Bei der Stelle: „Macht der Reiter plumps" tun Sie so, als würde das Kind runterfallen. Gelächter ist garantiert.
3. **Fingerspiele** – Während Sie vom Daumen zum kleinen Finger nacheinander die Finger des Kindes nach oben strecken, sprechen Sie: Das ist der Daumen – der schüttelt die Pflaumen – der hebt sie auf – der trägt sie nach Haus – und der isst sie auf.
4. **Wie macht die Giraffe?** – Kinder lieben es, Geräusche zu imitieren. Fragen Sie das Kind: „Wie macht das Auto?", „Wie macht die Katze?", „Wie macht die Uhr?" Und beantworten Sie mit ihm zusammen die Frage.

6 Alltagstipps zur Sprachförderung von 3- bis 4-Jährigen

1. Sie gehen essen und den Kindern dauert es zu lange, bis das Essen kommt? Spielen Sie: Ich sehe was, was du nicht siehst, und das ist ... (Farbe einsetzen)? Beim Raten, was denn da Blaues gemeint war, erarbeiten Sie spielerisch den Wortschatz des Kindes.
2. Sie müssen irgendwo warten? Spielen Sie das Anfangsspiel: Womit fängt Fahrrad an, genau mit „F". Was fängt noch mit „F" an?
3. Reparieren Sie etwas mit dem Kind gemeinsam, z.B. das Spielzeugauto, und besprechen Sie, was Sie tun. Wie heißen die Einzelteile? Wie funktioniert das mit der Schraube und dem Schraubenzieher? Lassen Sie das Kind das beschreiben, was es sieht.
4. Sie fahren im Auto und Ihrem Kind ist langweilig? Spielen Sie Kinderliederraten: Einer summt ein Lied, der andere muss raten, welches Lied das war.
5. Seien Sie Sprachvorbild. Das Kind macht noch Fehler bei Einzahl-Mehrzahl etc.? Wiederholen Sie korrekt, sobald Ihnen Fehler auffallen. So kann das Kind das Richtige noch einmal hören. Immer wieder das Richtige zu hören reicht aus, nachsprechen muss das Kind es jedoch nicht.
6. Reime suchen. Was reimt sich auf „Laus?" Haus, Maus, raus. usw. Fortgeschrittene können im Stil der Büttenredner dichten: „Der Tom, der ist schon groß, macht nicht mehr in die Hos´..." usw.

„Alltagssprache"

Schon mit kleinen Aufgaben im Alltag können Kinder sozusagen spielend sprechen lernen oder ihre sprachlichen Fähigkeiten deutlich verbessern. Dazu gehört natürlich, dass ein Erwachsener Lust und Zeit hat mitzuspielen und die Spiele auf die jeweilige Situation anpasst. Begleiten Sie Ihren Alltag mit dem Kind sprachlich. Egal, ob Sie die Geschirrspülmaschine gemeinsam ausräumen oder spazieren gehen, alles lässt sich in eine sprachfördernde Situation umwandeln, wenn Sie mit dem Kind dabei sprechen: Schau, da ist der Löffel, der gehört in dieses Fach. Und das Messer legen wir in den Korb. Wo ist denn die Gabel usw.? Jeder Baumarktbesuch wird zum sprachfördernden Ereignis, wenn Sie dabei mit Ihrem Kind sprechen oder – bei älteren Kindern – mit kleinen Aufträgen beschäftigen („Such doch mal die Nägel ...").

Spielvorschlag 1

Lesen Sie Ihrem Kind eine Geschichte vor oder erfinden Sie eine passende Geschichte. Wählen Sie eine Handlung aus dem Alltag, die Ihrem Kind bekannt ist, und beschreiben Sie präzise, was getan werden soll. Lassen Sie Ihr Kind mit einer Puppe, einem Tier oder einer anderen Figur, die das Kind sehr mag, die Inhalte der Geschichte während des Erzählens spielerisch umsetzen. Zum Beispiel: Heute erzähle ich dir die Geschichte, wie Lina (= die Lieblingspuppe) in den Kindergarten geht. Lina wird ins Puppenbett gelegt. Der Erziehende beginnt zu erzählen:

Es ist früh am Morgen. Die Sonne blinzelt durchs Fenster (Es regnet, schneit, je nach Wetterlage). Linas Papa zieht die Vorhänge zurück. (Das Kind zieht die Vorhänge zurück). Er weckt Lina (Das Kind weckt die Puppe) und nimmt sie auf den Arm ...

So kann eine Alltagsgeschichte erzählt werden und das Kind ist aktiv dabei. Es hört kurze, einfache Sätze und kann auch hin und wieder etwas selbst sagen. Beispielsweise kann man sagen: „Der Papa weckt Lina und sagt ...". Oft scheuen sich Kinder sofort zu sprechen. Sie sagen: „Sag du!" Und das kann man dann auch tun. Mit der Zeit erwirbt das Kind die Sicherheit und wird immer aktiver an diesem Spiel teilnehmen. Und wenn das Kind einmal zu Ihnen sagt: „So, Papa, heute machen wir das andersrum. Ich erzähle die Geschichte, und du bist Linas Papa und wir gehen heute zum Arzt". Dann können Sie sicher sein, dass Ihr Kind sicherer und selbstständiger geworden ist, insbesondere in Hinblick auf seine sprachliche Kompetenz. Wichtig ist nur, dass beim Spielen selbst Ihre Konzentration auf dem Spaß und dem Vergnügen am Spiel liegt und nicht auf dem Fortschritt, den Sie hoffen zu erzielen.

Spielvorschlag 2

Sammeln Sie ganz viele kleine Gegenstände auf dem Teppich und setzen Sie sich mit Ihrem Kind davor. Formulieren Sie gemeinsam, was auf dem Teppich liegt: „Was gefällt dir am besten?"– „Die Murmel". „Was ist blau ...?" – „Der Fisch" usw. Wenn Sie alle Gegenstände einmal benannt haben, dann erzählen Sie eine Geschichte. Immer wenn ein Begriff fällt, soll das Kind den entsprechenden Gegenstand aus der Mitte wegnehmen. Lassen Sie beim nächsten Mal das Kind die Gegenstände auswählen, zu denen eine Geschichte erzählt werden soll. Und natürlich ist auch einmal das Kind an der Reihe, eine Geschichte zu erzählen, und Sie müssen die Gegenstände raussuchen. Hier unterlaufen Ihnen einige Fehler ... „Ach, das ist gar kein Fisch, das ist ein Tisch! Da habe ich mich doch glatt vertan!"

Spielvorschlag 3

Den Satzbau mit den Formen Gegenwart und Vergangenheit können Sie spielerisch fördern, indem Sie zum Beispiel einen Stoffsack nehmen und einige Spielsachen oder andere ungefährliche Haushaltsgegenstände hineintun. Das Kind darf dann tasten und raten, was es in der Hand hält. Begleitet wird dieses Tun von Ihrer Frage: „Was fühlst du?" Das Kind sagt meist nur ein Wort und Sie wiederholen den gesamten Satz in Präsens: „Du fühlst einen Ball". Hat das Kind den Gegenstand herausgezogen, sagen Sie: „Was hast du herausgezogen?", und das Kind antwortet. Falls es wieder kein ganzer Satz ist, wiederholen Sie: „Du hast einen Ball gezogen." Diese Sätze können Sie im Alltag, bei fast allen Tätigkeiten wiederholen. Das Kind hat so ein richtiges Vorbild, an dem es sich orientieren kann und in der Regel auch wird.

Spielvorschlag 4

Für dieses Spiel brauchen Sie Karten, die Gegenstände abbilden. Dafür eignen sich am besten Memory-Karten. Wählen Sie drei verschiedene Karten aus, die Begriffe darstellen, die Ihrem Kind bekannt sind. Nennen Sie die drei Begriffe langsam hintereinander und halten Sie Blickkontakt zu Ihrem Kind. Danach darf das Kind die Kärtchen umdrehen. Nun machen Sie eine kleine Pause. Ihr Kind darf beispielsweise einmal um den Tisch herum rennen. Dann soll das Kind auf eine Karte zeigen und den richtigen Begriff nennen. Danach darf es die Karte umdrehen und das Ergebnis überprüfen. Den meisten Kindern macht dieses Spiel viel Spaß. Achten Sie darauf, dass Sie Abbildungen wählen, die Ihr Kind sicher benennen kann. Höchstens ein Bild der drei gewählten kann einen Begriff darstellen, den das Kind noch unsicher spricht. Das Erfolgserlebnis muss im Mittelpunkt stehen, sonst macht das Spiel keinen Spaß. Die meisten Kinder möchten ziemlich bald die Anzahl der Karten erhöhen. Und Sie dürfen erstaunt sein, wie hoch die Gedächtniskapazität der kleinen Menschen ist.

Spielvorschlag 5

Durch Zungengymnastik wird die Muskulatur im Mundbereich gekräftigt und die Mundmotorik deutlich verbessert. Legen Sie dem Kind etwas auf die Zunge. Es darf ruhig lecker sein (z.B. Gummibärchen oder Rosine, ein Stück von einer Salzstange), denn nach den erfolgreichen Flugübungen darf die „Fliege" aufgegessen werden:

a) Die Fliege soll hin und her fliegen, nach rechts und nach links schauen dürfen.
b) Die Fliege darf im Mund verschwinden und wieder hinausschauen.
c) Nach dem genüsslichen Verspeisen müssen die Lippen sorgfältig sauber geleckt werden.

Spielvorschlag 6

Lassen Sie Ihr Kind verschiedene Dinge suchen. Wichtig ist, dass es das richtige Wort findet und nicht nur auf die Dinge zeigt. Sagen Sie zum Beispiel: „Was isst du am liebsten?" oder „Was ist in deinem Zimmer aus Holz?" oder „Was kann man anziehen?" Sie trainieren so die Wortfelder, die in der kindlichen Umgebung eine Rolle spielen, und erweitern gleichzeitig den Wortschatz.

Spielvorschlag 7

Stellen Sie sich gegenseitig kleine Rätsel. Sie kennen sicher noch viele aus Ihrer eigenen Kinderzeit: Was ist erst grün wie Klee, dann weiß wie Schnee, dann rot wie Glut und schmeckt allen Kindern gut? Die Kirsche. Dann darf das Kind Ihnen ein Rätsel stellen. Die Kinder stellen meistens so schwere Rätsel, dass man sie kaum errät. Versuchen Sie Ihr Bestes und kritisieren Sie nicht das Rätsel des Kindes. Es ist eben einfach schwer für Sie, auch wenn Sie meinen, das Rätsel sei unlogisch. Kinder denken anders. Das weiß man schon lange. Und das äußert sich auch in der Auffassung von Logik. Noch ein paar Beispiele: Der Vogel, der seinen Namen rufen kann. Der Kuckuck. Was

erfreut uns im Frühling, spendet im Sommer Schatten, ernährt uns im Herbst und wärmt uns im Winter? Der Baum. Wer geht gerne in der Nacht die Mäuse jagen, schläft am Tag gerne im warmen Haus und sieht wie ein kleiner Tiger aus? Die Katze. Welche Pflanze brennt und ist doch nicht heiß? Die Brennnessel?
Schulkinder bevorzugen meistens Scherzfragen. Ab etwa acht Jahren mögen sie diese einfachen Rätsel nicht mehr gerne, sondern möchten lieber mit Scherzen trainieren.

Spielvorschlag 8

Sprechen Sie mit Ihrem Kind über die Tiere in der Umgebung. Welche Nachbarn haben ein Tier? Wie sieht es aus? Lebt es im Haus oder draußen? Kann es alleine draußen sein? Wie wird es versorgt? Wie gepflegt? Wichtig ist es, dass aus diesem Thema – wie aus anderen Themen auch – keine Situation des Abfragens entsteht. Erklären Sie dem Kind etwas, stellen Sie Fragen und erzählen so gemeinsam eine Geschichte. Lassen Sie Ihrem Kind genügend Zeit, um sich zu äußern. Sie können beispielsweise auch beim Spazierengehen oder auf dem Weg zum Einkauf mit Ihrem Kind dieses Spiel spielen. Wenn das Kind läuft, dann kann es manchmal schneller formulieren, als wenn es sitzt. Außerdem werden die Pausen dann einfach mit Gehen gefüllt und auf dem Kind lastet kein auffordernder Blick oder ein erwartungsvoller Erziehender, der den Druck vergrößert. Lassen Sie genügend Pausen. Wichtig ist nicht, dass die Ideen schnell aufeinander folgen. Im Vordergrund steht die Tatsache, dass miteinander gesprochen wird und gemeinsam eine Szene sprachlich aufgebaut wird. Manchmal ist das Gespräch scheinbar abgebrochen. Aber oft nehmen Kinder fünf Minuten später den Gedanken wieder auf. Und das ist schön so. Sprache hat viel mit Zeit, Ruhe und Gelassenheit zu tun.

Spielvorschlag 9

Basteln Sie mit Ihren Kindern gemeinsam Rätsel, um den Komparativ zu üben. Seien Sie nicht sehr darauf bedacht, dass nur inhaltlich sinnvolle Dinge gesagt werden, sondern geben Sie dem sprachlichen Ausdruck und der Übungssituation genügend Raum. Kinder im Kindergartenalter albern gerne rum. Machen Sie einfach mit: „Welches Haus ist höher: dieses oder jenes?" Das Kind zeigt auf das Haus. „Was ist schneller: eine Katze oder eine Schnecke?" Oft lachen die Kinder, wenn es zu einfach ist. Geben Sie, sobald das Kind das Spiel verstanden hat, an es ab: „Jetzt du!" Albern Sie mit bei Fragen wie: „Was ist schneller: ein Teller oder eine Gabel?"– „Die Gabel ist schneller im Mund." Bildet Ihr Kind in der Frage den Komparativ falsch, sagt es beispielsweise: „Was ist mehr schnell?" Dann korrigieren Sie einfach durch Ihre Antwort: „Schneller ist, schneller ist, schneller ist, ich weiß es nicht: Gib mir mal einen Tipp". Dann hat das Kind dreimal die richtige Form gehört und baut sie vielleicht in seinen Tipp ein.

Spielvorschlag 10

Geschichtenreihe. Einer fängt an, eine Geschichte zu erzählen und formuliert den ersten Satz. Das folgende Kind denkt sich den zweiten Satz aus, usw. Man kann so viele Runden erzählen, bis die Geschichte ein Ende gefunden hat.

Wahrnehmungsspiele

- Balancieren lassen

Einen Stock mit der Spitze auf einem Finger balancieren lassen.

- Hinhören

Genaues Hinhören: Öfter einmal innehalten und sich darauf konzentrieren, welche Außengeräusche gerade hörbar sind.

- Das Vögelchen

Das Kind liegt auf der Erde und schließt die Augen. Sie suchen etwas Leichtes, das ein Vögelchen sein soll, und legen es nacheinander an drei Stellen auf den Körper des Kindes. Danach öffnet das Kind die Augen und berichtet, wo es das „Vögelchen" gespürt hat.

- Fahrstraße

Das Kind liegt auf dem Bauch und schließt die Augen. Der Erwachsene benutzt seinen Rücken nun als Fahrstraße und fährt mit kleinen Gegenständen darüber (Auto, Ball, Kugel, Flasche ...). Das Kind rät, was über seinen Rücken gefahren ist.

- Regenwürmer

Aus Knete werden lauter verschieden lange „Regenwürmer" geformt. Die Regenwürmer kommen in einen Sack. Das Kind soll nun aus dem Sack den längsten, den dicksten und den kleinsten Regenwurm herausfischen.

- Der Esel

Das Kind geht auf allen vieren und krabbelt so über den Boden. Es spricht: „Ich bin ein Esel und trage ...". Der Erwachsene legt ihm unterschiedliche „Lasten" (Puppe, Karton, Decke, Schuh ...) auf den Rücken und das Kind errät diese.

- Wo ist der Wecker?

Wecker suchen: Eine tickende Eieruhr wird versteckt und das Kind sucht sie.

- Kissen suchen

Das Kind wandert blind durch ein Zimmer, in dem einige kleine Kissen auf der Erde liegen. Wenn es ein Kissen gefunden hat, wird dieses aufgehoben. Ziel ist es, alle Kissen zu finden.

- Geräuscheraten

Hinter dem Rücken des Kindes machen Sie mit Alltagsgegenständen Geräusche und Ihr Kind soll raten, um was es sich handelt. Zum Beispiel eine Packung Reis oder Nudeln, ein Glöckchen, Klimpern mit Geld, Nüsse, die aneinander reiben o.Ä.

Stimmspiele

- Stimmmodulation

Ein Spiel mit drei Tieren, funktioniert aber genauso mit drei Kugeln oder drei Löffeln oder Ähnlichem. Die Spielfiguren unterscheiden sich in ihrer Art zu sprechen. Einer flüstert, einer spricht leise, einer lauter. Einer spricht hoch, einer tief, der Dritte in einer mittleren Lage. Jeder Spieler passt sich der Stimmlage seiner Figur an und agiert seine Rolle in dieser Stimmlage aus. Jeder spielt jede Figur, so dass die Stimmlage hin und her wechselt. Spielen Sie gemeinsam mit Ihrem Kind eine alltägliche Geschichte. Wechseln Sie dabei die Rollen. Jeder darf jedes Tier (Gegenstand) spielen. Entwickeln Sie so gemeinsam die Geschichte.

- Rhythmus

Wörter in Silben klatschen. Jeder sucht einen Gegenstand aus, benennt ihn und klatscht beim Sprechen die Silben. Anstatt zu klatschen, ist es auch sehr hilfreich, zu laufen und für jede Silbe fest aufzustampfen. Genutzt werden können auch ganze Wortfelder, also Obstsorten, Automarken, Getränke ...

- Erweiterung: „Der stumme Prinz"

Der stumme Prinz hat Hunger und will Obst essen. Er kann aber nicht sagen welches. Aber er kann klatschen und zeigen, wie viele Silben das Wort hat. Klatscht er beispielsweise zweimal, dann möchte er einen Apfel oder eine Pflaume oder etwas anderes mit zwei Silben. Die Kinder versuchen eine Frucht mit zweimal Klatschen oder Stampfen zu finden und bieten sie dem stummen Prinzen an. Der Prinz ist immer dann zufrieden, wenn die Silbenzahl stimmt.

Durch das rhythmische Sprechen und die dazugehörige Bewegung wird die Wahrnehmungsfähigkeit gefördert. Körper und Sprache sind untrennbar miteinander verbunden. Auch regelmäßiges Singen oder das Nutzen kleiner Instrumente in Kombination mit Bewegung fördert die Sprachentwicklung. Dazu fällt Kindern oft sehr viel ein. Wenn Sie keine Instrumente zur Hand haben, finden sich in Ihrer Küche sicher viele Geräte, mit denen ein Klang und damit auch ein Rhythmus produzierbar ist. Probieren Sie einfach gemeinsam mit Ihrem Kind aus, was gut klingt und wie es zu kombinieren ist. Erfinden Sie dann passende Texte und Geschichten. Besser kann Sprachförderung kaum gelingen.

Wortschatz

Bei jedem freien Spiel mit einem Kind, ob mit Playmobil, Lego, Puppen oder was auch immer, kann ein Erwachsener neue Wörter einführen, die ein Kind im Zusammenhang mit dem Spiel erwirbt. Beispiel Kaufladen (Der Erziehende kauft ein): „Ich hätte gerne Äpfel. Haben Sie Äpfel?" – „Ja". „Drei Äpfel bitte." Pause, Äpfel werden herübergereicht. „Haben Sie auch Lychees?" – „Litschi? Kenn ich nicht." Der Erziehende erklärt dann kurz, wie diese Früchte aussehen und verspricht, mal welche mitzubringen. Oder er malt sie auf oder zeigt sie beim nächsten Einkauf.

- Heldentaten

Spielen Sie Pirat mit Ihrem Kind. Was brauchen Sie für eine perfekte Ausrüstung? Mindestens einen Säbel, ein Kopftuch, eine Fahne mit Totenkopf, eine Augenklappe, ein Schiff mit Anker, Steuerrad, Kanone, Takelage, ein Rumfass usw. Das Gleiche gilt für das Thema Ritter. Im Rollenspiel eröffnet sich eine ganze Welt neuer Begriffe für das Kind.

Kräftigung der Mundmuskulatur

- Lippen wegzaubern

Erst die Unterlippe über die Oberlippe stülpen und sie wegzaubern, dann die Oberlippe über die Unterlippe stülpen und diese wegzaubern und abschließend beide Lippen einziehen. Diese Übung stärkt die Lippen. Sie werden bewusster wahrgenommen und so beim Sprechen besser eingesetzt.

- Starke Lippen

Einen Knopf an einem Faden befestigen. Am anderen Ende des Fadens eine Schlaufe knoten. Der Knopf wird zwischen Lippen und Zähne gelegt und der Faden um eine angelehnte Türklinke geschlungen. Schaffen es die Lippen, die Tür zu öffnen? An die Schlaufe können auch verschiedene Gewichte angehängt werden. Wie stark sind die Lippen? Auch diese Übung unterstützt die Kräftigung der Lippen.

- Konzentration auf den Lippenschluss

Ein Kind übt eine Beschäftigung wie Malen oder Basteln aus und hält währenddessen ein Lineal zwischen den Lippen fest. Das Kind muss so während seiner anderen Tätigkeit die Spannung in den Lippen halten.

- Kräftigung der Zunge

Mittels eines Strohhalmes kann das Kind kleine Papierstücke ansaugen und einsammeln. Die Papierstücke können im Zimmer verteilt werden und das Kind findet alle, saugt sie an und sammelt sie in einem Körbchen oder Schälchen. Diese Übung mögen viele Kinder sehr gerne.

- Hausputz

Im Mund wohnt die Zunge. Sie muss wie wir auch ab und zu einen ordentlichen Hausputz machen. Dafür krabbelt sie in alle Ecken und Winkel und sorgt für Sauberkeit. Boden, Decke, Wände und Zähne nicht vergessen! Diese Übung dient der Flexibilisierung und Kräftigung der Zungenmuskulatur.

- Katze

Die Katze schleicht über den Boden, reckt und streckt sich und freut sich sehr über ein frisches Schälchen Wasser, das sie versucht aufzuschlecken.

Atmung

Die Atmung zu spüren kann die Sprachentwicklung unterstützen. Die Kinder, die ihre Atmung kennen, bemerken schneller, wenn sie unter Stress stehen und können die Atmung „wieder in den Bauch schicken", um ruhiger zu werden.

Um die Atmung zu trainieren, kann sich das Kind bequem auf die Erde legen und die Atmung spüren. Sie können einen aufgepusteten Luftballon auf den Bauch legen. Das Kind kann beobachten, was mit ihm geschieht.

Pustespiele

Zum Training der Muskulatur sind jegliche Pustespiele hilfreich. Diese machen Kinder besonders gerne mit. Hier ein paar Beispiele und Anregungen für zu Hause:

- Watte pusten

Watte schnell über einen Tisch pusten oder auch auf der Erde versuchen, die Watte in ein Tor hineinzupusten. Das macht besonders als kleiner Wettkampf Spaß.

- Seifenblasen

Seifenblasen lieben Kinder in jeder Form. Die kleinen Fläschchen sind immer viel zu schnell leer. Stellen Sie einfach selbst Seifenblasen her und versuchen Sie gezielt zu blasen: Erst eine große Blase, dann eine kleine, dann zwei ineinander. Wie muss man anders blasen, damit das gelingt?

- Kerzen

Kerzen kann man so fein anpusten, dass sie nicht ausgehen. Lassen Sie Ihr Kind die Puste genau dosieren. Finden Sie gemeinsam heraus, wie fest Sie pusten können, damit die Kerze gerade noch an bleibt.

- Staubmäuse

Staubmäuse sind zwar ein Hinweis darauf, dass der Wochenputz fällig ist, aber sie haben auch für die Sprachförderung ihren Nutzen. Suchen Sie gemeinsam mit Ihrem Kind ein Zimmer nach Staubmäusen ab. Wer kann die meisten unter den Schränken und Regalen hervorpusten? Wie viele Mäuse wohnen bei uns?

- Haare pusten

Bei langen Haaren können diese aus dem Gesicht in alle Richtungen gepustet werden. Nach oben und zu beiden Seiten. Was passiert beim Pusten nach unten?

- Hüpfende Gespenster

Kleine Gespenster hüpfen von Hand zu Hand. Kleine Federn von einer Kinderhand in die andere pusten.

- Sandbilder

Mit einem Strohhalm können Bilder und Muster in Sand gepustet werden. Hierfür eignet sich neuer Sandkastensand oder auch Vogelsand, der in kleineren Mengen zu erstehen ist. Der Sand wird dünn auf eine Fläche gegeben, z.B. auf ein Tablett. Das Kind kann dann mit einem Strohhalm Muster hineinpusten.

- Sturm im Wasserglas

Das Kind pustet in ein halbes Wasserglas und verursacht einen Sturm, ohne dass Wasser überläuft. Das Glas kann Schritt für Schritt weiter aufgefüllt werden und das Pusten beginnt von Neuem.

- Flaschenmusik

Das Kind kann in verschieden große Flaschen reinpusten und hören, wie unterschiedlich sie klingen. Man kann auch die Flaschen mit etwas Wasser füllen, um den Ton nochmals zu verändern.

- Wasserfarbenspritzer

Wasserfarbe mit hohem Wasseranteil auf ein Papier bringen und auseinander pusten. Das ergibt sehr schöne Muster, die durch die Verwendung mehrerer Farben sehr interessant gestaltet werden können.

- Papierschiffe

Selbst gebastelte Papierschiffe können in der Badewanne oder in einem anderen Behälter auf dem Wasser hin und her gepustet werden.

Ist mein Kind schulfähig?

Am Übergang vom Kindergarten zur Grundschule erhebt sich für Eltern und Pädagogen die Frage, ob ein Kind in allen wichtigen Entwicklungsbereichen so weit entwickelt ist, dass es die Voraussetzungen zum Schulbesuch mitbringt. Diese Bereiche sind:

- Motorik (Fein-, Grobmotorik, Sprechmotorik)
- Wahrnehmung (Sehen, Hören, Fühlen, Riechen, Schmecken, Tasten, Gleichgewicht)
- Kognition (Denken, Intelligenz, Gedächtnis)
- Sprache/Sprechen (Zuhören, Verstehen, Aussprache, Wortschatz, Satzbildung)
- Emotionalität (innere Ausgeglichenheit, psychisches Wohlbefinden)
- Interaktion (Kooperationsbereitschaft, Toleranz, Konfliktbereitschaft, Offenheit)

Früher glaubte man, man müsse nur abwarten, bis ein Kind reif für die Schule sei – daher der Begriff „Schulreife". Heute weiß man, dass das Heranreifen eines Kindes nicht ausreicht, um die Kompetenzen zu erlangen, die es braucht, um die Anforderungen der Schule zu meistern. Der Begriff der „Schulreife" hat sich umgangssprachlich erhalten, während in der Fachsprache der Begriff „Schulfähigkeit" bevorzugt wird. Die Anforderungen der Schule, für die das Kind „reif" sein soll, sind nirgends genau festgeschrieben. Es kommt auch immer wieder zu Veränderungen, sei es durch Lehrpläne und Richtlinien oder auch durch veränderte Rahmenbedingungen, die die personelle und materielle Ausstattung, die Klassengröße usw. betreffen. Hinzu kommen außerdem die speziellen Unterrichtsbedingungen in jeder einzelnen Klasse. Diese hängen zusammen mit dem Unterrichtsstil der Lehrerin und der pädagogischen Umsetzung der Lernanforderungen, speziell im Anfangsunterricht. Die Anforderungen verändern sich auch dadurch, dass sich das Wissen und Können der Mädchen und Jungen, die in die Schule kommen, erweitert haben. D.h., dass einiges, was vor wenigen Jahren noch zum Schulunterricht gehörte, heute bereits vorausgesetzt wird. Es sind die geistigen und sozialen Anregungen und Förderungen, mit denen sich das Kind im Laufe seines bisherigen Lebens in der Familie und im Kindergarten auseinandersetzen konnte, die es schulfähig machen. „Schulfähigkeit" soll aber nicht heißen, dass das Kind schon zu allem fähig ist, was in der Schule verlangt wird. Ein Schulkind wird das Kind in der Schule. Eltern und Erzieherinnen, für die sich die Frage nach der Schulreife eines Kindes stellt, sollten also der Frage nachgehen: „Ist das Kind fähig und bereit, ein Schulkind zu werden?" Früher hat man sich sehr stark auf kognitive Aspekte konzentriert und versucht, diese mit Schuleingangstests zu erfassen. Heute weiß man, dass auch anderen Faktoren eine entscheidende Bedeutung für den Schulerfolg zukommt. Die Voraussetzungen für einen erfolgreichen Übergang zum Schulkind und den längerfristigen Schulerfolg lassen sich in folgenden Bereichen skizzieren (siehe Abbildung 2):

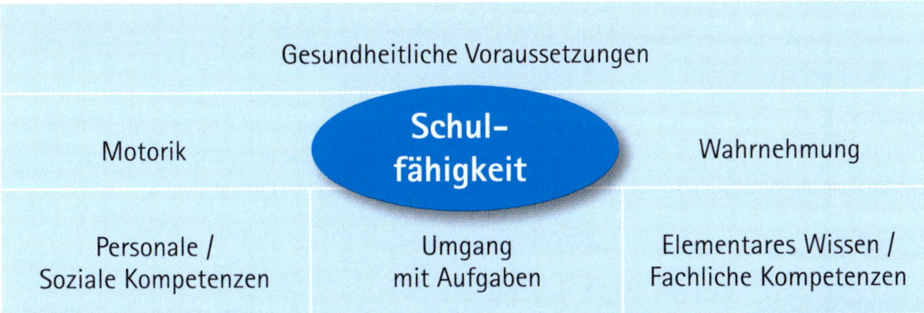

Abb. 2: Kriterien für die Feststellung der Schulfähigkeit

Es gibt Zusammenhänge zwischen der körperlichen Entwicklung sowie dem **Gesundheitszustand** und dem Schulerfolg. Damit ist nicht allein das körperliche Wachstum gemeint, sondern die Belastbarkeit im weiteren Sinne. Diese kann eingeschränkt sein, wenn ein Kind häufig erkrankt oder sehr leicht ermüdet. Besondere Aufmerksamkeit ist dem Seh- und Hörvermögen zu schenken, da dieses eng mit den Lese- und Schreibleistungen zusammenhängt. Im Bereich der **Motorik** ist es wichtig, dass das Kind altersgerecht entwickelt ist, es z.B. Bewegungen nachahmt, sich selbstständig an- und auszieht, Treppen sicher steigt, balancieren, Bälle fangen und auf einem Bein hüpfen kann. Im Bereich der Feinmotorik kann das Kind kleine Gegenstände sicher greifen, einfache Formen ausschneiden, einen Stift korrekt halten. Es fährt mit dem Stift Linien und einfache Figuren nach und malt mit Buntstiften aus. Im Bereich der visuellen und auditiven **Wahrnehmung** sollte das Kind Formen und Farben unterscheiden können, Gegenstände wiedererkennen und nach Merkmalen (Form, Farbe ...) ordnen können. Das Kind erkennt und ortet Geräusche seiner Umwelt, nimmt mündliche Anweisungen auf und setzt sie um, unterscheidet „laut-leise", „hell-dunkel" bei Stimme und Tönen, singt einfache Melodien nach und klatscht Rhythmen nach. Hinzu kommen die Fähigkeit, sich Dinge zu merken (z.B. kleine Verse), sowie die Fähigkeit zu konkret-logischem Denken und zur Begriffsbildung, insbesondere von Zahl- und Mengenbegriffen. Zu den **persönlichen und sozialen Voraussetzungen** zählen Motivation und Anstrengungsbereitschaft, die Fähigkeit zur Selbststeuerung der Aufmerksamkeit und zur Hemmung störender Impulse bzw. Bedürfnisse, so dass die Aufmerksamkeit ausreichend lange aufrechtgehalten werden kann. Sein Selbstbewusstsein sollte dem Kind gestatten, angstfrei mit altersgemäßen sozialen Situationen umzugehen, sich sowohl als Gruppenmitglied als auch als Individuum einzufügen und zu behaupten. Seine Selbstständigkeit sollte so weit entwickelt sein, dass es von einer andauernden direkten Zuwendung durch Erwachsene unabhängig ist. Das Kind sollte offen an neue Dinge herangehen, sich vorübergehend von Bezugspersonen trennen, sich einige Zeit alleine beschäftigen können, Lob und Kritik akzeptieren und mit Enttäuschungen umgehen können.

Im Bereich des Spiel- und Lernverhaltens (**Umgang mit Aufgaben**) lässt das schulfähige Kind sich auf vorgegebene Spiele ein, arbeitet ausdauernd und zielstrebig, strengt sich an, Aufgaben zu bewältigen, führt Aufgaben ohne ständiges Feedback aus, wendet sich über einen angemessenen Zeitraum vorgegebenen Tätigkeiten zu, ist durch Rückschläge nicht sofort entmutigt, bemüht sich bei der Ausführung seiner Aufgaben um

Elementares Wissen im Bereich Sprache

Sprachbereiche	Fähigkeiten des Kindes
Sprechen	Das Kind ...
■ Artikulation	... spricht Wörter und Sätze deutlich aus
Gespräche	Das Kind ...
■ Sprechen	... übernimmt die Sprecherrolle (einen Gesprächsbeitrag bewusst leisten, sich beim Sprechen anderen zuwenden)
■ Zuhören	... übernimmt die Zuhörerrolle (andere ausreden lassen, auf Beiträge angemessen reagieren)
Sprache	Das Kind ...
■ Wortschatz	... baut einen differenzierten Wortschatz auf (z.B. Namen für Dinge der Umwelt, Körperteile, einfache abstrakte Begriffe)
■ Grammatik, Satzbau	... spricht über sich in der Ichform
■ Sprachfluss	... kann sich in einfachen Sätzen richtig ausdrücken
Unterscheidungsfähigkeit für Sprache	Das Kind ... ... spricht in längeren Erzähleinheiten (2-3 zusammenhängende Sätze)
■ Gliederungsfähigkeit	... gliedert Wörter in Silben ... verbindet Silben
■ Identifizierung	... ergänzt in einfachen Kinderreimen Reimwörter
Symbole und Schrift	Das Kind ...
■ Symbolverständnis	... leitet aus Verkehrszeichen Handlungen ab ... kennt gebräuchliche Symbole und Piktogramme ... erfindet selbst Symbole ... versteht Symbole im Alltag
■ Konzept von Schriftkultur	... interessiert sich für Buchstaben
■ Literaturbegegnung	... hat Interesse am Umgang mit Büchern
Schriftgebrauch	Das Kind ...
■ Formwiedergabe	... gibt Formen richtig wieder
■ Inhaltliche Dimension der Schrift	... schreibt erste „Kritzelbriefe" ... „schreibt" seinen Namen (malt nach)

Tab. 2: Sprachliche Fähigkeiten eines „schulfähigen" Kindes

Qualität und probiert Neues aus: Es ist lernbegierig. Zum **elementaren Wissen** eines Kindes zählt der Umgang mit Zahlen und mit Sprache. Im Zahlenraum sollte es die Zahlwortreihe bis zwölf beherrschen, sagen können, welche Zahl im Zahlenraum bis zehn größer/kleiner ist, Dinge bis zehn abzählen, Mengen bis fünf ohne nachzuzählen erfassen und benennen können.
Denken und Sprechen sind eng miteinander verknüpft. Im Unterricht ist Sprache das zentrale Medium. Sowohl das passive Sprachverständnis als auch die sprachliche Ausdrucksfähigkeit sind wichtige Voraussetzungen dafür, dass das Kind dem Unterricht folgen und sich selbst einbringen kann. Tabelle 2 gibt einen Überblick über die sprachlichen Fähigkeiten eines schulfähigen Kindes.

Sprachförderung für Vorschulkinder: Was Sie selbst tun können

- Kinder erzählen lassen zu Geschichten, Erlebnissen, Bilderbüchern
- Kinder erzählen lassen im Morgenkreis, im Gesprächskreis, im Zweiergespräch
- Gefühle ausdrücken (Trauer, Aggression, Freude ...)
- Kinder in Gespräche einbinden
- Vorbildfunktion als Erwachsener bewusst einsetzen
- Geschichten erzählen lassen
- Bilder beschreiben lassen
- Gemeinsames Betrachten von Bilderbüchern und dazu erzählen lassen
- Wörter sammeln
- Wörter erklären lassen
- Mit Händeklatschen vorgesprochene Wörter in Silben untergliedern (Ba-na-ne)
- Vorgesprochene Wortpaare auf Klangähnlichkeiten prüfen (Tasse – Kasse)
- Aufmerksam machen auf Piktogramme, (Verkehrs-) Schilder, Symbole, Werbung in der Umgebung (z.B. bei Ausflügen und Spaziergängen)
- Vorlesen
- Über Vorgelesenes sprechen
- Über Gehörtes sprechen
- Über ein gemeinsam betrachtetes Video sprechen
- Bücher vorstellen: über Lieblingsbücher sprechen
- Namen aufschreiben (in Druckbuchstaben)
- Zeichen, Symbole, Buchstaben kopieren
- Kinder ermuntern, Merkzettel und kleine Notizen zu „verfassen"
- Schrift vor Kindern entstehen lassen

Wie bereits erwähnt, ist das Kind nicht vom ersten Schultag an ein „fertiges" Schulkind – ein Schulkind wird es in der Schule. Übergänge stellen hohe Anforderungen an die Bereitschaft und Fähigkeit zur Anpassung an die neuen Gegebenheiten, sie enthalten aber gleichzeitig wichtige Entwicklungsanreize und mobilisieren Kräfte zur Bewältigung der veränderten Situation. Entscheidend für den langfristigen Schulerfolg ist, dass sich das Kind in der Schule wohl fühlt, eine positive Grundstimmung und ein gutes Selbstkonzept entwickeln kann.

Sprachförderung bei Mehrsprachigkeit

Das Thema Mehrsprachigkeit rückt in Deutschland zunehmend in den Mittelpunkt. Die Veränderungen in Europa führen dazu, dass viele Kinder nicht in den Mutterländern ihrer Eltern aufwachsen. Zudem werden immer mehr multikulturelle Ehen geschlossen, so dass nicht wenige Kinder sogar mit drei Sprachen konfrontiert sind: der Muttersprache, der Vatersprache und der Umweltsprache. Für die Kinder ist die Mehrsprachigkeit eine große Chance, für die begleitenden Erwachsenen eine Herausforderung. Im Kindergarten und zu Hause ist es wichtig, den Zusammenhang von Sprache und Identität zu berücksichtigen, um den Mehrsprachenerwerb gewinnbringend begleiten zu können.

Die Bedeutung der ersten Sprache ist enorm. Mit ihr verbindet ein Kind die elementaren Erfahrungen im Leben: Geborgenheit, Sicherheit, Hilfe und Liebe. Die erste Sprache festigt die Bindung zwischen Eltern und Kind. Sie ist daher stark emotional besetzt. In der Sprachförderung anderer Sprachen gehört der ersten Sprache immer wieder eine besondere Aufmerksamkeit und Beachtung. Dabei ist zu berücksichtigen, dass die erste Sprache auch ein Dialekt sein kann. Durch die hohe emotionale Komponente der ersten Sprache ist es wichtig, einem Kind nicht zu verwehren, diese Sprache zu sprechen. Wenn beispielsweise zwei Kinder in einem deutschsprachigen Kindergarten lieber türkisch miteinander sprechen möchten, dann sollte das erlaubt sein. Mit der Ermahnung „wir sprechen hier deutsch" wird dieses Verhalten oft unterbunden. Die Kinder sprechen dann meist nicht mehr und das Spiel bricht ab. Die Befürchtung der Erzieher, dass sich die Kinder von der Gruppe isolieren, muss nicht immer eintreten. Mehrsprachige Kinder sind es gewöhnt, ihre Sprache der aktuellen Gegebenheit anzupassen, und man bemerkt schnell, wie flexibel Kinder ihre Sprache nutzen, wenn ein anderssprachiges Kind mitspielen möchte.

Spracherwerb und Mehrsprachigkeit

In seiner ersten Sprache kann ein Kind sich orientieren und hat Sicherheit. Aber die Sprache ist noch nicht vollständig entwickelt. Manche Dreijährige sprechen wirklich wenig und machen viele Fehler. Auf diesem „unfertigen" Stadium soll nun eine weitere Sprache aufgebaut werden. Um nicht den Selbstwert des Kindes zu schädigen, das sich nicht mehr ausdrücken kann, muss hier sehr behutsam vorgegangen werden. Dazu gehört es, Sprechimpulse des Kindes aufzunehmen und weiterzuführen, das Kind nicht zum Sprechen zu zwingen und unvollständige Sätze zu akzeptieren. Ein Kind wird in diesem Stadium mehr Fehler machen als beim Erstspracherwerb. Das darf und muss auch sein, denn es kann seine gewohnten Grammatik- und Wortbildungsregeln nicht übernehmen. Erst über einen aktiven Prozess gleicht es seine Sprachfähigkeit den Erwachsenen an. Wichtig ist in dieser Phase nur, dass man das Kind versteht, dass man den Sinn erfassen kann und das Kind ein Erfolgserlebnis hat. Ein Kind produziert zunächst nur die Worte im Satz, die Inhalte transportieren. Das „Beiwerk" bleibt weg („Pippi machen", „Bauecke spielen", „raus"). Auch benutzen Kinder oft nur einen Artikel für alle Begriffe, um die

Komplexität zu reduzieren, oder bilden konsequent eine Vergangenheitsform. Unwichtig ist in dieser Phase, ob eine Äußerung korrekt ist. Das Kind lernt am Modell, aber mit dem Umweg über die bekannte erste Sprache. Hier gibt es mehr Regeln zu überprüfen, zu verwerfen, neu auszustellen als bei der ersten Sprache. Wen wundert es, dass es mehr Zeit kostet. Oft wird erst in der Schule festgestellt, dass die zweite Sprache nach drei Jahren Kindergarten doch nicht so fest „sitzt", wie man ursprünglich annahm. Das zeigt sich bei der Rechtschreibung genauso wie beim Ausdruck.

Wichtiger, als schnell eine korrekte Sprache zu erzielen, ist es, die Lernmotivation aufrechtzuerhalten und den Selbstwert zu stabilisieren. Ein entmutigtes Kind wird in der Regel in der Schule schlechter zurechtkommen als ein interessiertes und gestärktes Kind, das die Pluralbildung im Deutschen noch nachholen muss.

Die meisten Kinder erwerben Sprache quasi von selbst. Sie brauchen dafür keine gezielte Förderung. Von entscheidender Bedeutung ist jedoch ein Umfeld, in dem Sprache eine wichtige Rolle spielt. Sie als Eltern haben somit die größte Verantwortung für die sprachliche Entwicklung Ihrer Kinder, und das spätestens von Geburt an! Sie können die sprachliche Entwicklung Ihres Kindes am besten unterstützen, indem Sie ein gutes sprachliches Vorbild sind, viele Gespräche mit Ihren Kindern führen, Sprache als festen Bestandteil im Alltag etablieren.

Mehrsprachige Erziehung

Die wenigsten zweisprachigen Menschen beherrschen beide Sprachen perfekt. Sie haben meist eine starke und eine schwache Sprache. In einigen Fällen kommt es aber vor, dass ein Kind sich in beiden Sprachen nur schleppend weiterentwickelt und auch in seiner starken Sprache, meist der Muttersprache, im Vergleich zu seinen Altersgenossen hintendran ist. Dies ist ein dringendes Anzeichen, sich fachlichen Rat zu suchen!
Eine Sprache zu erwerben, die nicht Sprache des Landes ist, kann phasenweise auch mit Anstrengung für Kind und Eltern verbunden sein. Entscheidend ist dabei auch: Gibt es andere Kontakte zu Personen, die Ihre Muttersprache sprechen? Welche Einstellungen gegenüber Zweisprachigkeit herrschen in Ihrem sozialen Netzwerk? Welche Möglichkeiten der Beratung und des Austausches sind gegeben? Gibt es Kindergärten und Schulen, in denen Ihre Muttersprache gefördert wird? In welchem Land möchten Sie und Ihr Kind sich langfristig aufhalten?
Legen Sie in der Familie gemeinsam fest, welche Sprache die Muttersprache des Kindes sein könnte. Das hängt auch von Ihrem eigenen Befinden ab: Welche Sprache empfinden Sie als Ihre Muttersprache? In welcher fühlen Sie sich am wohlsten? Wie gut sprechen Sie andere Sprachen? In welcher Sprache können Sie eine tiefe Bindung zu Ihrem Kind aufbauen, in welcher ihm die Welt erklären? Formulieren Sie gemeinsam Ihre Erwartungen an die zweisprachige Entwicklung Ihres Kindes. Ist es Ihr Ziel, dass Ihr Kind beide Sprachen annähernd perfekt spricht, oder möchten Sie ihm lediglich Grundlagen in einer der Sprachen vermitteln? Ihre Erwartungen sollten auf realistischen Überlegungen basieren. Der Spracherwerb des Kindes folgt bestimmten Entwicklungsprozessen,

durch die z.B. die Geschwindigkeit oder die Abfolge von Erwerbsstufen festgelegt sind. Auch Sprachmischungen im Kindesalter stellen eine normale Sprachentwicklungsphase des zweisprachig aufwachsenden Kindes dar, die von äußeren Faktoren weitgehend unabhängig auftreten. Diese Merkmale der Sprachentwicklung können Sie also kaum beeinflussen. Die Verweigerung des Gebrauchs der Nichtumgebungssprache durch das Kind steht dagegen in einem wechselseitigen Zusammenhang mit Ihrem Spracherziehungsverhalten: Sprechen Sie mit Ihrem Kind mal Ihre Muttersprache, mal die Umgebungssprache, wird Ihrem Kind die Bedeutung Ihrer Muttersprache nicht klar. Dies hängt mit Ihren eigenen Erwartungen zusammen: Ist es Ihnen sehr wichtig, dass Ihr Kind Ihre Muttersprache gut erwirbt, ist es gut, wenn Ihr Kind eine Notwendigkeit erkennt, diese Sprache zu erwerben. Diese wird u.a. dann hergestellt, wenn Sie konsequent mit Ihrem Kind diese Sprache sprechen. Andererseits sollte auch die Umgebungssprache genügend gute Sprachvorbilder enthalten, um Ihrem Kind die Teilnahme an allen wichtigen Bereichen des sozialen Lebens zu ermöglichen. Dies gilt besonders, wenn die Zweitsprache die Sprache des Lebensmittelpunkts ist, das Kind also darauf angewiesen ist, mit ihrer Hilfe in der Schule voranzukommen, Freunde zu finden, den Alltag zu meistern. Setzen Sie sich und Ihr Kind jedoch nicht zu sehr unter Druck! Gerade die Inkonsequenz ist ja Ausdruck Ihrer lebendigen Zweisprachigkeit, und es ist nur natürlich, in Kommunikation mit Ihrem Kind beide Sprachen zu verwenden. Zudem sind Sie ein zweisprachiges Vorbild für Ihr Kind. Sie werden es motivieren, wenn Sie Ihre eigene Zweisprachigkeit als etwas Lebendiges, Natürliches und Positives empfinden und vorleben. Letztendlich gilt es abzuwägen zwischen der Schaffung von Notwendigkeiten des Gebrauchs Ihrer Muttersprache einerseits und einem lebendig-natürlichen/pragmatischen Umgang mit Ihren Sprachen andererseits. Derartige Kompromisse können Sie auch mit Ihrem Kind gemeinsam aushandeln. Stellen Sie Ihr soziales Netzwerk aktiv und bewusst zusammen. Personen, die selbst ihr Kind zweisprachig erziehen, sind oft kompetente Ratgeber. Sie kennen die schönen und schwierigen Seiten zweisprachiger Erziehung. Der Austausch mit ihnen ist wohltuend – und Zweisprachigkeit in ihrer Gegenwart etwas ganz Normales.

Sprachförderung im Kindergarten

Seit knapp dreißig Jahren orientieren sich Kindergärten an einer pädagogischen Konzeption, die mit dem Begriff „situationsorientierter Ansatz" zusammengefasst werden kann. Die Lebenssituation der Kinder ist bei diesem Ansatz Ausgangspunkt für die pädagogische Arbeit. Das einzelne Kind steht im Mittelpunkt und es gibt entscheidende Impulse für die Vorgehensweise. Das Kind wird in seiner Einzigartigkeit gewürdigt, erfährt Wertschätzung und wird zum Experten für die eigene Entwicklung. Genauso individuell wie seine gesamte kognitive und emotionale Entwicklung ist auch seine Sprachentwicklung.

Der Spracherwerb zeigt es immer wieder: Kleine Kinder lernen viel in sehr kurzer Zeit. In nur zwei bis drei Jahren haben Kinder einen ausreichenden Wortschatz und ein Verständnis für die grammatikalischen Strukturen entwickelt. Nicht nur die Geschwindigkeit, auch die Art und Weise des Lernens unterscheidet sich deutlich vom Lernen Erwachsener: Kinder lernen ganzheitlich und am direkten Erleben orientiert. Lernsituationen müssen eingebunden sein in ihre täglichen Bedürfnisse und Interessen. Kinder lernen am schnellsten und effektivsten, wenn sie alle Sinne nutzen dürfen. Sie lernen, wenn sie etwas ausprobieren dürfen. Sie müssen die Gelegenheit haben, die Eigenschaften der Dinge durch konkretes Tun zu erfahren. Das ist mehr als sehen, hören und anfassen. Kinder wollen etwas auch riechen und schmecken. Kinder agieren erst dann frei und unabhängig in Lernsituationen, wenn sie sich sicher gebunden fühlen. Sie brauchen eine sichere Beziehung und ein vertrauensvolles Umfeld, um ihr Wissen zu erweitern. Das gilt für das Sprechenlernen genauso wie für alle anderen Fähigkeiten. Denn Sprache entwickelt sich meist handlungsorientiert.

Die sprachliche Förderung der Kinder gehört neben der Sozialerziehung zu den wichtigsten Aufgaben des Kindergartens und darf nicht dem Zufall überlassen bleiben. Sie soll alle Kinder erfassen: sowohl die, die sprachlich schon sehr gut entwickelt sind und ihren Hunger nach sprachlicher Betätigung stillen müssen, als auch Kinder fremder Muttersprache oder solche, die zu Hause zu wenig sprachliche Anregung erhalten haben und Sprachdefizite aufweisen.

Zur Sprachförderung gehören die Wortschatzerweiterung, die Entwicklung der Satzbildungsfähigkeit (grammatische Kompetenz) sowie die Bereitschaft und Fähigkeit, Sprache sinnvoll einzusetzen und zu nutzen (kommunikative Kompetenz).

Die Sprachförderung kleiner Kinder sollte ganzheitlich erfolgen, das heißt immer mit dem ganzen Kind, mit allen seinen Sinnen, seinem Bewegungsdrang, seiner Neugier, seiner Liebe zu Rhythmus und Musik. Planvolle Sprachförderung kann deshalb beim Singen, Turnen, Basteln, Spielen, Erkunden, Untersuchen, Experimentieren ebenso stattfinden wie beim Betrachten von Bilderbüchern oder im Gespräch mit dem einzelnen Kind oder mit der Gruppe im Stuhlkreis. Sprachförderung bedeutet daher vor allem geplante Erlebniserweiterung. Dabei sollte die Erzieherin sich schon im Vorfeld überlegen, welche Begriffe bei einer geplanten Aktion eine Rolle spielen könnten.

■ **Beispiel: Wortschatzerweiterung beim Thema Fahrrad**
Lenkstange, Gangschaltung, Kette, Rahmen, Nabe, Speichen, Gangschaltung, Klingel, Rückspiegel, Ventil, Reifen, Mantel, bremsen, abbiegen, überholen, links, rechts, usw.

Aktion mit dem Fahrrad eines Kindes/der Erzieherin: Alle Kinder berühren das Fahrrad an einer Stelle und benennen das entsprechende Teil. Wer findet etwas am Fahrrad, das noch nicht benannt wurde? Jetzt wird das Fahrrad gewaschen. Alle bekommen ein Eimerchen und einen Lappen oder Schwamm. Ein Kind teilt ein: „Du wäschst das Vorderrad, du das Hinterrad ..." Wer fertig ist, meldet der Erzieherin, welches Teil er gewaschen hat und was er gerne noch waschen möchte.

Fahrradspiel im Hof: Jeweils zwei Kinder halten sich an den Händen: Sie sind das Fahrrad, das im Hof seine Kreise zieht. In der Mitte des Kreisverkehrs steht ein Kind etwas erhöht und gibt die Kommandos: langsam fahren, schnell fahren, abbiegen, überholen ...

Die Förderung der Satzbildungsfähigkeit erfolgt durch verbale Kontaktaufnahme. Es kommt darauf an, Situationen zu schaffen und zu nutzen, in denen das Kind etwas mitteilt: Beschreiben, was man sieht, erklären, wie etwas funktioniert, anderen sagen, wie man etwas macht, sich beschweren, weitersagen, wünschen, berichten, argumentieren, sich durchsetzen.

■ **Beispiel**: Im Stuhlkreis sollen die Kinder reihum ein Spiel erklären, das sie mögen.

Eine große Hilfe für die Satzbildung ist auch das rhythmische Sprechen. Kinderreime und Lieder helfen mit, Satzmuster aufzunehmen und analog anzuwenden.

■ **Beispiel**: Nach der Melodie „Dornröschen war ein schönes Kind" erfinden die Kinder einen Erfahrungsbericht: Wir waren auf dem Bauernhof ... Dort haben wir ein Pferd gesehen.

Die Förderung der kommunikativen Kompetenz geschieht am intensivsten und leichtesten im sozialen Rollenspiel. Die Erzieherin mischt sich ein, indem sie mitspielt und die Handelnden in Gespräche verwickelt. Das bedeutet in vielen Fällen, dass sie ein relativ stummes Spiel (Puppe wird aus- und angezogen) zu einem sozialen Rollenspiel ausbaut (Puppe hat Fieber. Ein Arzt muss kommen. Medikamente müssen in der Apotheke besorgt werden. Der Papa kommt von der Arbeit und zeigt dem kranken Kind ein Bilderbuch ...). Auch bei der Schlichtung von Streitigkeiten müssen verbale Konfliktlösungen eingeübt werden.

■ **Beispiel: Streitregeln**
Wenn jemand sagt: „Ich will das nicht!", muss der andere aufhören. Wer einem anderen wehgetan hat, muss sich entschuldigen. Wer ein Spielzeug haben möchte, das gerade ein anderer hat, muss ihn fragen, ob und wann er es haben kann.

Sprachförderung ist Bestandteil des Elementarbereichs. Sie kommt allen Kindern zugute und nicht nur solchen Kindern, die Defizite aufweisen. Kinder mit sprachlichen Defiziten brauchen jedoch zusätzlich eine Sprachtherapie. Es ist für die Sprachförderung bedeutsam, dass Erzieherinnen sowohl sprachliche Anregung bieten als sich auch zurücknehmen, um den Kindern Raum zu geben. Erzieherinnen, die Sprache fördern wollen, können zunächst einmal ein Umfeld zur Verfügung stellen, das den sprachlichen Lernprozess unterstützt. Zwei Faktoren müssen gegeben sein: Es muss erstens eine soziale Umwelt geben, also jemanden in der Nähe, dem man seine neuen Entdeckungen mitteilen kann, und zweitens braucht das Kind eine anregende dingliche Umgebung. Sprachförderung geschieht also quasi nebenbei. Es geht nicht darum, ein „Sprachtraining" zu absolvieren. Kinder lernen durch Vorbilder, die Erzieherinnen sind im Kindergarten die Menschen, an denen sich die Kinder orientieren. Die Erzieherin begleitet ihr Tun durch Sprache.

Beispiel: Ballspiel
Wirft eine Erzieherin mit einem Kind einen Ball hin und her, kann sie Dinge benennen: „Der Ball ist rund". „Der Ball ist glatt". „Der Ball ist kalt." „Der Ball fliegt hoch." „Der Ball rollt." „Ballspielen macht Freude." „Der Ball springt hoch."

Begriffsbildung und Wortschatz des Kindes werden so erweitert. Oft schließen sich die Kinder an und bilden auch bei jedem Wurf einen Satz. Sprache macht so das tägliche Tun verfügbar und mitteilbar. Sie wird zu einem zentralen Mittel, um sich die Umwelt anzueignen. Das durch Tun erworbene sprachliche Wissen kann später anhand einer Bildergeschichte vertieft werden. Das Kind erzählt, was zwei Kinder in der Geschichte tun. Sie spielen Ball. Nach dem eigenen Ballspiel beschreibt ein Kind oft intensiver und detaillierter eine solche Geschichte als ohne vorhergegangene Praxis. Sprache wird nicht nur abstrakt, sondern ganz konkret erworben und später nochmals abstrahiert. So gut sich verschiedene Spiele wie Karten, Memory oder Bildergeschichten eignen, es gibt kein Medium, was so schnell und nachhaltig die Sprachkompetenz fördert, wie das direkte Erleben.

Dieser Prozess wird neben einer vertrauensvollen und bindungssicheren Atmosphäre dadurch unterstützt, dass sich die Erzieherin in ihrer Wortwahl und Grammatik auf das Sprachniveau des Kindes einstellt. Ihre Sprache sollte ein gutes Sprachvorbild bieten, andererseits aber nicht zu komplex sein. Das verstärkt zum einen das Vertrauen und ermutigt das Kind zum anderen, sprachlich einen Schritt voranzugehen.

Will man nun Vorschul- und Grundschulkinder gezielt sprachlich fördern, ist zu bedenken, dass Motorik, Wahrnehmung, gesprochene Sprache, Lesen und Schreiben als untrennbare Einheiten geistiger Aktivität zu sehen sind. Das Kind lernt nur dann dazu, wenn das Wahrgenommene wichtig für sein Leben ist. Der Motor jeder kindlichen Entwicklung sind solche eigenständigen Erfahrungen in den genannten Bereichen. Lernen darf man sich dabei nicht als einfache Anhäufung von Wissen nach dem Prinzip „vom Einfachen zum Schwierigen" vorstellen, sondern als komplexen Vorgang, der verschiedenste Strategien umfasst. Deshalb müssen die Erziehenden in der Lage sein, das Kind zu beobachten und individuell in seinen Fähigkeiten einzuschätzen, um gezielt fördern zu können. Prof.

Günther, ein Experte für Bildung im Kindesalter, meint denn auch, „‚das wilde Drauflosfördern' nach dem Gießkannenprinzip ist kein Merkmal pädagogischer Förderung" (2003, S.15). Er nennt sieben Förderbausteine zur pädagogischen Sprachförderung. Die Abbildung 3 ist dabei als aufeinander aufbauende Pyramide zu verstehen.

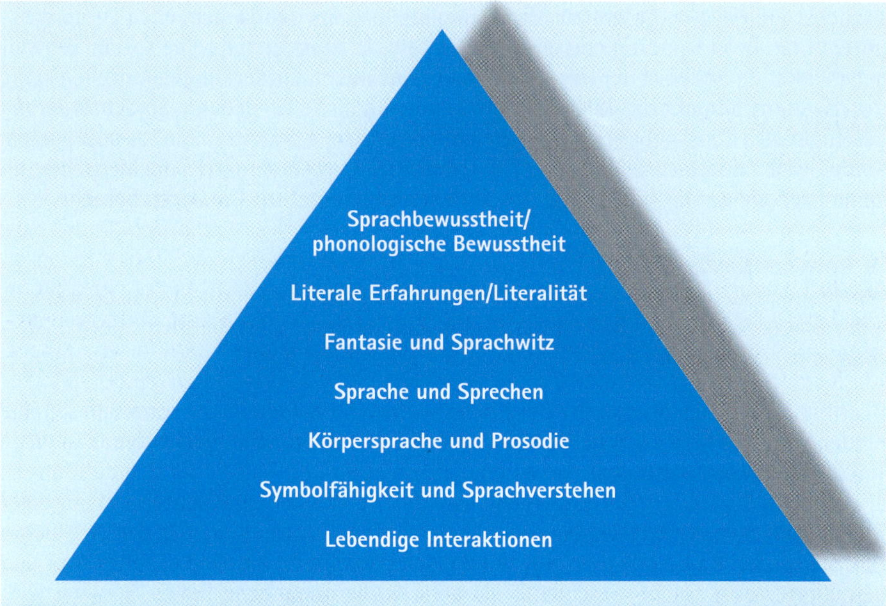
Sprachbewusstheit/
phonologische Bewusstheit
Literale Erfahrungen/Literalität
Fantasie und Sprachwitz
Sprache und Sprechen
Körpersprache und Prosodie
Symbolfähigkeit und Sprachverstehen
Lebendige Interaktionen

Abb. 3: Förderpyramide

Interaktion

Lebendige Interaktionen mit anderen Menschen bilden die Grundlage jeder Sprachförderung, also das Fundament unserer Pyramide. Lebendige und wechselnde Interaktionen mit unterschiedlichen Gesprächspartnern sollen angeboten werden, damit das Kind das Netz seiner sozialen Beziehungen verdichten kann. Einfühlsames Verstehen, Kooperation und ein kindgemäßes Rollenverhalten sind wichtige Grundlagen für den weiteren Spracherwerbsprozess.

Feste Interaktionsformen des Kindergartens, die es ermöglichen, soziale Regeln zu erwerben, sind z.B. die Begrüßung, der Morgenkreis, das Frühstück, der Abschlusskreis und die Verabschiedung.

■ **Beispiel: Telefonspiel**
Die Kinder sollen soziale Regeln des Telefonierens lernen. Zunächst dürfen zwei „Mutige" beginnen, einen Telefondialog zu führen. Haben Sie ein Spieltelefon, das Sie dafür nutzen können? Wenn nicht, genügen auch zwei Steine, die annähernd die Form eines Handys haben. Von der Begrüßung bis zum Verabschieden können die Kinder so ein sprachliches Ritual einüben.

Symbolfähigkeit und Sprachverstehen

Um Sprache zu verstehen und sicher zu verarbeiten, muss ein Kind verschiedene Leistungen vollbringen. Zunächst muss es aufmerksam werden auf das gesprochene Wort, es muss Mimik und Gestik des Gesprächspartners entschlüsseln und sich die Abfolge der erzählten Begebenheiten merken. Erzieherinnen können hier durch ihr sprachliches Vorbild viel zum Verstehen beitragen, indem sie langsam, mit lebhafter Modulation sprechen, sich dem Sprachniveau des Kindes anpassen und bewusst einzelne Redewendungen und Begriffe wiederholen. Das Gehörte kann dann mithilfe von Fragen und Bildern noch einmal aufgearbeitet werden. Zum Sprachverstehen gehört auch die Erkenntnis, dass Symbole und Piktogramme in unserem Alltag für bestimmte Inhalte stehen. Das bekannte Apothekenzeichen weist auf ein Geschäft hin, in dem man Medikamente kaufen kann usw.

■ **Beispiel: Geräuschgeschichte**
Lesen Sie eine Geschichte vor, z.B. von einem Bauernhofbesuch, und lassen Sie die Kinder zu jedem genannten Tier die Geräusche nachahmen.

Körpersprache und Prosodie

Neben dem Inhalt des Gesagten drücken sich Menschen auch auf stimmlicher Ebene aus, z.B. durch Modulation, Rhythmus, Geschwindigkeit des Sprechens. Eine weitere Ebene, die Informationen vermittelt, ist die Körpersprache, wie z.B. Gestik, Mimik, Blickkontakt und Körperhaltung. Diese sogenannte nonverbale Ebene unterstreicht das Gesagte, liefert aber auch zusätzliche Informationen, z.B. über die Art des Kontaktes zwischen zwei Gesprächspartnern, über die Befindlichkeit des Sprechers und darüber, ob er das, was er sagt, auch meint. Auch auf diesen Ebenen müssen Kinder lernen sich auszudrücken und zu verstehen.

■ **Beispiel: Pantomime**
Schreiben Sie auf kleine Zettel Stimmungen wie traurig, müde, sich ärgern, überrascht sein, Berufe (z.B. Arzt, Kellner, Tänzer, Dirigent), Tiere (Storch, Känguru, Frosch etc.) und Tätigkeiten (schlafen, malen, schneiden, weinen usw.). Jeder zieht verdeckt eine Karte und stellt seinen Begriff unter Einsatz von Bewegungen, Mimik und Gestik, aber wortlos, dar. Die anderen müssen raten, was auf dem Zettel steht.

Sprache und Sprechen

Bei Sprachförderung unterscheiden wir die Förderung der Erstsprache im Sinne der Muttersprache Deutsch und die Förderung der Zweitsprache bei ausländischen Kindern. Beide Förderansätze verlangen ein gutes Sprachvorbild. Wichtige Methoden sind das Modellieren der kindlichen Sprache durch die Rückmeldung der Erziehenden und das Provozieren kindlicher Äußerungen, z.B. durch Fragen. Im Mittelpunkt stehen dabei die Sprachspiele.

▪ **Beispiel: Sprachspiel „Ich packe meinen Koffer"**
Jedes Kind packt einen Gegenstand in den imaginären oder echten Koffer. Dieser Gegenstand kann mit einem bestimmten Buchstaben anfangen oder zu einem Wortfeld gehören (z.B. Kleidung/Spielzeug etc). Der Satz: „Ich packe ... in meinen Koffer." soll dabei von jedem Kind gesprochen werden.

Fantasie und Sprachwitz

Der kreative Umgang mit Sprache, z.B. in Rollenspielen und Fantasiegeschichten, aber auch die Beschäftigung mit der Sprache an sich in Unsinnsätzen, Witzen, Quatschversen und Zungenbrechern ist ein wesentlicher Entwicklungsschritt in der Sprachentwicklung eines Kindes, weil es beginnt, sein Handwerkzeug „Sprache" bewusst einzusetzen.

▪ **Beispiel: Erkennen von Unsinn**

Das Gedicht: „Dunkel war`s, der Mond schien helle" vorlesen.
Was stimmt hier nicht?

Dunkel war's, der Mond schien helle,
schneebedeckt die grüne Flur,
als ein Auto, blitzesschnelle,
langsam um die Ecke fuhr.

Drinnen saßen stehend Leute,
schweigend ins Gespräch vertieft,
als ein totgeschoss'ner Hase
auf der Sandbank Schlittschuh lief.

Und auf 'ner grünen Bank,
die rot angestrichen war,
saß ein blond gelockter Jüngling
mit kohlrabenschwarzem Haar.

Neben ihm 'ne olle Schrulle,
die zählte g'rad' mal siebzehn Jahr,
in der Hand 'ne Butterstulle,
die mit Schmalz bestrichen war.

Droben auf dem Apfelbaume,
der sehr süße Birnen trug,
hing des Frühlings letzte Pflaume,
und an Nüssen noch genug.

Rings herum herrscht tiefes Schweigen
und mit fürchterlichem Krach
spielen in des Grases Zweigen
zwei Kamele lautlos Schach.

(Autor unbekannt)

Literale Erfahrungen und Literalität

Die Beschäftigung mit Märchen, Sach- und Lachgeschichten, Kinderbüchern und Kindergedichten vermittelt dem Kind einen ersten Eindruck, was es bedeutet, dass Menschen in der Lage sind, etwas für andere zu verschriften und später wieder lesen zu können. Der Umgang mit Büchern und Texten führt schließlich dazu, dass das Kind beginnt, eigene „Buchstaben", zunächst noch als unleserliche Formen, aufzumalen.

Beispiel: Vorleserituale
Lesen Sie regelmäßig zu bestimmten Zeiten, z.B. morgens im Stuhlkreis, etwas vor und besprechen Sie anschließend die zentralen Figuren und Ereignisse der Geschichte mit den Kindern.

Sprachbewusstsein und phonologische Erfahrung

Voraussetzung für das Lesen- und Schreibenlernen ist die bewusste Auseinandersetzung des Kindes mit Sprache. Das Kind beginnt, Gehörtes in Einheiten zu zerlegen: in Silben, Einzellaute, Wörter und später sogar Sätze. Zu Beginn der Schulzeit kann ein Kind dann in der Regel sagen, dass das Wort „Tür" mit dem gleichen Laut beginnt wie „Tafel", „Tatze" oder „Terrier".

Beispiel: Abzählreime
Dabei silbenweise auf die mitspielenden Kinder zeigen, z.B.:

1, 2, 3, 4
auf dem Klavier
läuft eine Maus
und du bist raus!

Formen der Förderung

Prof. Günther versteht Sprachförderung nicht als separaten Unterricht, der von Spezialisten durchgeführt wird, sondern als Teil der gesamten Erziehung in Elternhaus, Kindergarten und Schule. Aber wie soll dies geschehen? Fragt man Erzieherinnen und Lehrerinnen zu diesem Thema, nennen sie vier Argumente, die die Durchführung von Sprachförderung behindern: Zeitmangel, Personalmangel, Materialmangel und die Verschiedenheit der Kinder. Da gibt es immer mehr Probleme in immer kürzerer Zeit zu lösen, da wird in den letzten Jahren Personal reduziert und die gleichen Aufgaben müssen auf weniger Mitarbeiter verteilt werden, da gibt es kaum Materialien zur Sprachförderung in den Einrichtungen und kein Geld für Neuanschaffungen und die Mitarbeiter betreuen eine Gruppe von Kindern mit unterschiedlichsten Sprachständen: Da gibt es Kinder mit Deutsch als Erst-, Zweit- oder Fremdsprache. Diesen unterschiedlichen Voraussetzungen sollen die Erziehenden gerecht werden. Günther schlägt deshalb vor, die Kinder in Kleingruppen zu fördern, die so zusammengesetzt werden, dass gut und weniger gut sprechende Kinder gleichermaßen vertreten sind. Die besser Sprechenden haben dann Modellfunktion für die anderen Kinder. Sprachförderung ist dann für alle da und zunächst mal nicht ein an den Defiziten orientiertes Einzeltraining.

Im Kindergartenalltag haben sich bereits viele Sozialformen und Förderrituale etabliert, die sich sprachfördernd auswirken, hier eine Auswahl:

- **Tischtheater und Rollenspiel** immer neu anregen und auch selbst mitspielen, denn damit wird Sprache angeboten, vor allem aber vorhandene Sprache und die Kommunikationsfähigkeiten aufs Lebendigste erweitert und geübt.

- Regelmäßig mit **Bilderbüchern und Geschichten** arbeiten, denn durch sie wird auf unterschiedliche Weise reichhaltige Sprache angeboten und zum Verwenden angeregt

- Wahrnehmungsspiele

- Kim-Spiele

- **Kleine Projekte, sprach- und denkanregende Aktivitäten**
  - Farb- o./u. Jahreszeitentische u.Ä. gemeinsam gestalten
  - Zu interessanten Experimenten anregen und Material dafür bereitstellen

- Mal- und Werk-Angebote durchführen, bei denen Sprechen gebraucht und interessant wird

- **Sprech- und Sprach-Spiele**, durch sie werden Lust am Sprechen und die Sprech- und Sprachkreativität geweckt und gepflegt, Sprechen auf unterschiedliche und lebendige Weise geübt:
  - Lieder, Finger- und Gebärdenspiele auf Deutsch mit regelmäßigen Wiederholungen über längeren Zeitraum durchführen
  - Sprechspiele, Spiele mit der Sprache auf Deutsch, in anderen Sprachen oder Fantasiesprachen durchführen
  - Rätsel aufgeben und Ratespiele durchführen
  - Mein rechter, rechter Platz ist leer
  - Reporterspiel
  - Papagei
  - Ich sehe was
  - Kreis- und Singspiele
  - Fingerspiele
  - Ratespiele

- **Sprech- und Sprach-Themen**, durch sie wird der Wortschatz gezielt erweitert und gegenseitige sprachliche Hilfe sowie echtes Interesse aneinander werden angeregt:
  - Wahrnehmungsspiele drinnen und draußen durchführen und mit korrektem Sprachvorbild begleiten
  - Die Kinder bringen sich gegenseitig an einem bestimmten Tag in der Woche etwas aus ihrer jeweiligen Sprache bei. Das könnte später im Stuhlkreis vorgeführt werden
  - Wöchentliche Sprachthemen ausgeben (z.B. Träumen oder Malen oder Garten). Alle dazugehörenden Sprachmöglichkeiten benutzen und Sprechanlässe dazu schaffen, auch kleine Projekte durchführen
  - Gelegenheiten zum Erzählen und zu Gesprächen in kleinen Gruppen und mit einzelnen Kindern wahrnehmen und schaffen

Mehrsprachigkeit: Empfehlungen für Erzieherinnen

Die Aufgabe des Kindergartens ist es, Kinder in ihrer gesamten Entwicklung zu fördern und Eltern in Entwicklungs- und Erziehungsfragen zu beraten. Wie können aber zweisprachige Entwicklungs- und Erziehungsprozesse in einsprachigen Einrichtungen unterstützt werden? Erzieherinnen sind oft der Meinung, dass sie nicht viel tun können: Die Gruppen sind zu groß, der Anteil nicht-deutschsprachiger Kinder zu hoch und es sind zu viele Sprachen vertreten – die können schließlich nicht alle gelernt und gefördert werden. Das sind sicherlich berechtigte Einwände. Sie ändern aber nichts daran, dass gerade einsprachige Erzieherinnen einen großen Einfluss auf die zweisprachige Entwicklung der Kinder haben: Für diese ist der Eintritt in einen einsprachigen Kindergarten meist mit der Empfindung verbunden, dass außerhalb der Familie nur die Umgebungssprache – also Deutsch in Deutschland – wichtig und gefragt ist. Vom Umgang der Erzieherinnen mit den Nichtumgebungssprachen kann es abhängen, ob Kinder diese weiterhin verwenden oder mit der Zeit ihren Gebrauch verweigern. Es geht hier weniger darum, außergewöhnliche Anstrengungen zu unternehmen, als vielmehr um die innere Einstellung zu Zweisprachigkeit: Nehmen Sie die Mehrsprachigkeit in Ihrer Einrichtung als Bereicherung an, auch wenn die tatsächlich oft ungünstigen Rahmenbedingungen dies erschweren. Eine positive Haltung gegenüber Zweisprachigkeit sollte von dem Bewusstsein geprägt sein, dass zweisprachig aufwachsende Kinder beide Sprachen brauchen, um mit ihren nicht-deutschsprachigen Eltern wie von Geburt an gewohnt kommunizieren zu können und um sich auf allen Ebenen kontinuierlich weiterentwickeln zu können (so wie einsprachige Kinder, deren sprachliche – und damit auch emotionale, soziale, kognitive – Entwicklung selbstverständlich in der Kindertagesstätte weitergeführt wird), damit sie in ihrer zweisprachigen Lebenswelt handlungsfähig sein können.
Die zentrale Empfehlung lautet daher, in der Kindertagesstätte eine Atmosphäre zu schaffen, in der Kinder Zweisprachigkeit als etwas Normales und Wertvolles erleben und Eltern in ihrer zweisprachigen Erziehung unterstützt werden.

Im Einzelnen:
Fördern Sie die Umgebungssprache auf der Grundlage kindlicher Spracherwerbsprozesse. Kinder erwerben Sprache durch Imitation und Verstärkung, unbewusst-intuitiv, ganzheitlich, in Interaktion und konkreter Handlung. An diesen Prinzipien muss Sprachförderung ansetzen, um Kinder wirklich zu erreichen und sie in ihrer Entwicklung zu unterstützen – das gilt für ein- und zweisprachig aufwachsende Kinder gleichermaßen.
Die Präsenz und die damit verbundene Wertschätzung der Nichtumgebungssprachen sind von großer Bedeutung sowohl für die Sprachentwicklung und das Selbstwertgefühl der zweisprachigen als auch für die Entwicklung von Akzeptanz der einsprachigen Kinder. Es gibt viele Möglichkeiten, die unterschiedlichen Sprachen der Kinder Ihrer Gruppe in den Alltag zu integrieren. Versuchen Sie (gemeinsam mit den Kindern der Gruppe), von den zweisprachigen Kindern spielerisch einige griechische, türkische, polnische ... Worte zu lernen, z.B., indem jeden Tag in einer anderen Sprache „Guten Morgen" oder „Guten Appetit" gesagt wird, die Farbbezeichnungen bei Spielen in allen Sprachen genannt werden etc. Für zweisprachige Kinder sind derartige Bemühungen ihrerseits mit der wichtigen Erfahrung verbunden: „Ich kann etwas Besonderes, andere können und wollen etwas von mir lernen." Von derartigen Bemühungen profitieren neben den zweisprachigen Kindern, die so auch im einsprachigen Kindergarten Gelegenheit haben, ihre Sprache zu hören und zu verwenden, auch die einsprachigen Kinder. Sie entwickeln ein Interesse für fremde Sprachen: Wie hört sich das an? Wie klingt die Sprachmelodie? Wie spricht man das aus? Was heißt das wohl? Wecken Sie die Neugier und Lust der Kinder auf Sprachen!
Eltern, die sich mit Erziehungsfragen an Sie wenden, suchen Informationen. Oft sind sie verunsichert und haben das Vertrauen, von Ihnen einen fachlichen Rat zu bekommen. Berücksichtigen Sie Prinzipien einer nicht-direktiven Beratung. Diese basiert auf der Überzeugung, dass prinzipiell jeder Mensch selbst am besten weiß, was für ihn gut ist. Unterstützen Sie die Eltern darin, herauszufinden, welcher Weg der Spracherziehung für sie der richtige ist. Machen Sie ihnen bewusst, dass letztendlich sie selbst entscheiden müssen, wie sie die sprachliche Erziehung ihres Kindes gestalten möchten, und auch selbst für die Umsetzung verantwortlich sind. Unterstützen Sie Eltern in der Fortführung der zweisprachigen Erziehung. Klären Sie über Zweisprachigkeit auf. Versuchen Sie, Vorurteile abzubauen, indem Sie über Zweisprachigkeit und die Bedeutung der Muttersprache für die Gesamtentwicklung des Kindes informieren. Regen Sie einen Austausch zwischen ein- und zweisprachigen Familien an, z.B. auf Elternabenden, bei Festen. Vermitteln Sie allen Kindern und Eltern Interesse und Akzeptanz gegenüber fremden Sprachen. Der Ratschlag: „Sprechen Sie so oft wie möglich deutsch mit Ihrem Kind", ist gut gemeint und basiert auf dem Wissen, dass ein Kind eine Sprache umso besser lernt, je öfter es sie hört. Dies macht aber wenig Sinn, wenn die Eltern selbst nur gebrochen Deutsch sprechen und ihnen die muttersprachliche Erziehung für ihr Kind wichtig ist.

Die Basis für einen sensiblen Umgang mit Zweisprachigkeit ist Wissen über Prozesse zweisprachiger Entwicklung und Erziehung. Leider wird dieses nicht selbstverständlich in der Erzieherinnenausbildung vermittelt. Eignen Sie sich dennoch ein Grundwissen an – es wird Ihnen Sicherheit im Umgang mit Zweisprachigkeit geben und Sie in Ihrer alltäglichen Arbeit langfristig entlasten.

FAQ – häufige Fragen

■ Warum spricht mein Kind so undeutlich?

Das kann sehr unterschiedliche Ursachen haben. Laute werden in einem bestimmten Zeitfenster gelernt. Zuerst die einfacheren Laute wie /m/ oder /a/ oder /p/ und dann die schwierigeren Laute. Wenn das Kind gerade einen bestimmten Laut lernt, aber sein Gehör durch eine Erkältung nur eingeschränkt arbeiten kann, dann hört es eine Zeit lang anders und spricht eventuell die Laute auch falsch aus. Oder die feinen Unterschiede der Laute sind dem Kind noch nicht bewusst und es ersetzt bestimmte Laute durch andere. So kann das Kind z.B. „Topf" statt „Kopf" sagen, wenn es noch nicht den Unterschied zwischen /t/ und /k/ wahrnimmt. Vielleicht liegt aber auch eine Muskelschwäche der Zunge vor und diese wird in der Therapie gezielt trainiert. Es ist auch eine organische Ursache denkbar, die in der Regel durch einen HNO-Arzt oder Kinderarzt in Zusammenarbeit mit einer Sprachtherapeutin diagnostiziert wird.

■ Ist Heiserkeit auch eine Sprachstörung?

Heiserkeit fällt unter die Klasse der Stimmstörungen. Eine andauernd heisere Stimme weist auf eine Überbeanspruchung der Stimmbänder hin und bedarf der Therapie. Ziel der Therapie ist es, Stress entgegenzuwirken und eine schonende Stimmnutzung einzuüben.

■ Kräftigt das Schreien von Babys die Stimme?

Nein, übermäßiges Schreien kann die Stimme schädigen. Es bilden sich bei „Schreikindern" oft schon frühzeitig Knötchen.

■ Stimmt es, dass Flöte spielen gut gegen Sprachfehler ist?

Es kann vorbeugend wirksam sein, da alles, was mit Pusten zusammenhängt, der Lautbildung förderlich ist.

■ Schadet ein Schnuller der Sprachentwicklung?

Ja, so beruhigend er auch wirkt, die Zunge liegt dabei in einer unnatürlichen Haltung im Mund, ein korrekter Schluckvorgang ist mit Schnuller nicht möglich. Bei zu langem und ausdauerndem Gebrauch kann dies zu Schluckstörungen und Lautfehlbildungen führen. Auch einige Zahnfehlstellungen sind darauf zurückzuführen. Was tun? Gewöhnen Sie den Schnuller so schnell wie möglich ab. Kinder haben ein hohes Saug- und Lutschbedürfnis, deswegen nehmen sie gerne Schnuller, Schmusetücher oder den Daumen. Was am Anfang ganz natürlich ist, bleibt jedoch häufig als bloße Angewohnheit bestehen. Häufig sieht man wache Kleinkinder „verschnullert" im Buggy sitzen, die höchstens Unverständliches von sich geben, wenn sie überhaupt – derart beruhigt – etwas sagen möchten. Versuchen Sie mal mit dem Ding im Mund deutlich zu sprechen. Ein Schnuller ist für die Sprachentwicklung deshalb sicher nicht förderlich.

Wie gewöhne ich den Schnuller ab?

Zunächst würden wir die sanfte Methode des schrittweisen Entwöhnens ausprobieren. Den Schnuller dabei nur als Einschlafhilfe benutzen, nie tagsüber im Wachzustand. Diese „Einschlafhilfe" dann immer mehr abbauen. Bieten Sie Ersatz dafür an, z.B. ein Kuscheltier, eine Kassette hören, Händchen halten, vorsingen. Sie können den Schnuller auch von heute auf morgen abschaffen. Besonders ältere Kinder lieben ein Abschaffritual: Sie dürfen den Schnuller „begraben" oder in einen Schrank einschließen, vielleicht sogar wegwerfen. Das Wichtigste ist das mentale Training der Eltern: Machen Sie sich immer wieder klar, ganz egal, wie schlimm der Schnuller am ersten Abend fehlt, spätestens nach drei Tagen ist der Spuk vorbei und der Schnuller vergessen.

Ist es beim Lispeln wirklich nötig, zu einer Sprachtherapie zu gehen oder „wächst sich das aus"?

Ein Lispeln mag für kleine Kinder niedlich erscheinen, ist aber für Erwachsene eher hinderlich. Ein Lispeln wird am besten vor dem Zahnwechsel therapiert, denn mit einer großen Lücke vor der Zunge lispeln wir alle. Ein Lispeln kann und sollte im Alter von spätestens fünf Jahren therapiert werden, in der Regel bessert sich dann das Lispeln nicht mehr von allein. Je älter ein Kind ist, umso mehr muss es sich anstrengen, um sich eine neue Sprechtechnik anzugewöhnen und die alte Sprechgewohnheit wieder abzulegen.

Wann soll man Sprache therapieren?

So früh wie möglich, wenn eine Störung der Entwicklung vorliegt. Um dies herauszufinden, ist es wichtig, das Kind einem Fachmann/einer Fachfrau vorzustellen. Diese können durch gezielte Beobachtungen und Tests feststellen, ob die Sprachentwicklung noch im Bereich des Normalen verläuft. Häufig reicht auch schon eine Beratung zur Sprachförderung aus und es ist noch keine Therapie nötig. Stellt der Experte jedoch gravierende Schwierigkeiten in Aussprache oder Satzbau des Kindes fest, sollte therapiert werden. Die meisten Eltern wollen, dass ihre Kinder zu Schulbeginn sauber sprechen können. Das ist auch wichtig, aber eben oft nicht in wenigen Wochen erreichbar.

Mein Kind stottert. Wie soll ich damit umgehen?

Bitte suchen Sie eine Sprachtherapeutin auf, die diagnostiziert, ob es sich um ein Stottern handelt und wie ausgeprägt es ist. Sie wird Sie beraten, ob es sinnvoll ist, mit dem Kind über das Stottern zu reden oder das Hängenbleiben zunächst zu ignorieren.

Sollen wir zu Hause mit unserem Kind „Sprechübungen" machen?

Lieber nicht. Die meisten Kinder reagieren mit Missfallen auf unsere elterlichen Therapieversuche. Zu Recht. Entweder ist das, was das Kind noch nicht kann, auch vom Alter her noch gar nicht nötig, dann frustrieren unsere Übungen das Kind nur, oder es hat wirklich eine Sprachstörung, und ist dann bei den Expertinnen besser aufgehoben, die schließlich dafür ausgebildet sind. Und: Vielen Kindern fällt es leichter, von Fremden etwas zu lernen als von den eigenen Eltern.
Sie können jedoch gerne mit Ihrem Kind zu Hause mit „Sprache spielen", wenn es nicht als „Arbeit und „Anstrengung" von Ihrem Kind wahrgenommen wird. Dafür gibt es in diesem Buch viele Anregungen und Ideen.

Kinder im Vorschulalter machen oft Grammatikfehler. Soll man korrigieren?
Im Vorschulalter entwickeln sich in der Sprache die etwas schwierigeren Satzkonstruktionen. Kinder üben beim täglichen Sprechen. Falsch wäre es hier, ihnen die Freude am Sprechen durch Korrekturen zu nehmen und ihnen das Gefühl zu geben, Fehler zu machen. Hilfreich ist es allerdings, wenn man das sogenannte „korrektive Feedback" einsetzt. Man wiederholt einfach den Satz korrekt. Beispiel: „Soll ich den Teller von den Tisch mitnehmen?" – „Ja, es wäre gut, wenn du den Teller von dem Tisch schon einmal in die Küche bringst."

Wie ist der Weg zu einer Therapeutin?
Der Weg zur Sprachtherapie führt über einen Arzt. Das sind in der Regel Kinderärzte, Hals-Nasen-Ohrenärzte, auch Kieferorthopäden. Aber auch andere Fachärzte und Allgemeinmediziner dürfen verordnen. Hier erhalten Sie eine Verordnung über logopädische Behandlung und Hinweise, wo Sie geeignete Therapeutinnen finden. Danach melden Sie Ihr Kind bei einer Therapeutin an.

Was geschieht in der Therapie?
Die Therapie erfolgt spielerisch und immer auf das Alter des Kindes abgestimmt unter Einsatz von kindgerechtem sprachfördernden Material, so dass auch schon sehr kleine Kinder therapeutisch betreut werden können. Die Familie wird dabei in die Behandlung mit einbezogen, z.B. in Form von Tipps für Sprachübungen zu Hause. Bei sehr kleinen Kindern können Sie sich zum Thema „Sprachförderung" beraten lassen.

Ist es hilfreich, bei der Therapie dabei zu sein?
Viele Mütter und Väter möchten gerne bei der Therapie dabei bleiben, um die Übungen kennenzulernen, die sie zu Hause weiterführen können. Das ist sehr sinnvoll und viele Therapeutinnen befürworten das. Manche Kinder verhalten sich jedoch kooperativer und leistungsfreudiger, wenn sie mit dem Therapeuten oder der Therapeutin alleine sind. Hier muss im Einzelfall entschieden werden.

Mein Kind zeigt nur, was es haben will. Ist es zu faul zum Sprechen?
Wenn Kinder sich nicht artikulieren, können sie es zumeist auch nicht. Viele Dinge müssen jetzt abgeklärt werden, z.B. auch das Hörvermögen Ihres Kindes. Lassen Sie seine Sprachentwicklung von einer Fachfrau abklären.

Mein zweites Kind spricht später als das erste. Ist das normal?
Es gibt Studien, die belegen, dass die zweiten Kinder häufiger etwas später dran sind. Das erklärt man sich damit, dass sich die elterliche Zeit der Sprachförderung beim zweiten Kind halbiert. Die elterliche Zeit verdoppelt sich schließlich nicht, wenn das zweite Kind kommt. Beruhigend ist, dass auch die Zweitgeborenen in der Regel sprechen lernen.

Die Großeltern sprechen immer in Babysprache mit dem Kind: „happi happi machen", „wau-wau", „a-a-machen".
Die sogenannten Onomatopoetika wie „wau-wau", „miau", etc. sind für Kinder mit 12 Monaten, die erste Wörter lernen, sehr einfach zu imitieren. Deshalb können sie den

Spracherwerb zunächst ankurbeln, weil „miau" leichter zu sprechen ist als „Katze". Wichtig ist, dass Sie dabei immer auch das korrekte Wort später dazu nennen (Ja, da ist eine Katze), wenn das Kind „miau" sagen kann, damit es seinen Wortschatz altersgerecht weiterentwickeln kann. Würde ein Fünfjähriger immer noch von „miau" sprechen, wäre das komisch. Bedenklich sind allerdings verkürzte Satzformen: „Du a-a-machen". Bitte sprechen Sie immer in korrekten Sätzen mit dem Kind. Reden Sie doch mit den Großeltern einmal über ihr sprachliches Vorbild.

■ Mein Kind ist sprechfaul. Was soll ich tun?

Einem sprechfaulen Kind können Sie immer wieder Sprachangebote machen. Erwarten Sie dabei nicht, dass es sich aktiv beteiligt: Es hat auch etwas davon, wenn es nur zuhört. Sie sollten das Spiel so aufbauen, dass Ihr Kind etwas sagen kann, aber nicht muss. In der Regel traut es sich selbst immer mehr zu. Manchmal sprechen Kinder beispielsweise nicht, weil sie ahnen, dass sie es nicht korrekt tun würden. Sie haben einen so hohen Anspruch an sich selbst, dass sie lieber schweigen, bis sie sich ganz sicher sind. Eine solche innere Haltung würden wir zu unrecht als „sprechfaul" beurteilen.

■ Mein Kind hört nicht zu, wenn ich ihm vorlese.

Vielleicht wird Ihr Kind immer wieder durch Gedanken oder andere Einflüsse abgelenkt. Vielleicht kann es sich auch nur über kürzere Strecken konzentrieren. Manchmal ist es hilfreich, wenn die Kinder beim Vorlesen die Bilder betrachten können. Manchmal hilft es aber auch, nur ein Stück zu lesen und die Geschichte dann nachzuspielen oder etwas dazu zu bauen. Und dann kann weitergelesen werden. Das können Sie herausfinden und Ihren Vorlesestil dann den kindlichen Bedürfnissen anpassen.

■ Sind Jungen später dran als Mädchen?

Ja, zu Beginn des Spracherwerbs durchlaufen Jungen häufig später die „Meilensteine" wie z.B. das erste Wort. Sie entwickeln auch häufiger Sprachstörungen. Allerdings holen sie den Unterschied bis zur Schulfähigkeit wieder auf.

■ Mein Kind lispelt. Was kann ich tun?

Ist Ihr Kind bereits 5 Jahre alt? Dann wird es höchste Zeit, eine Therapeutin aufzusuchen. Bei jüngeren Kindern können Sie spielerisch mit Lippen und Zunge „turnen" oder Pustespiele durchführen.

■ Mein dreijähriges Kind spricht nahezu nichts. Verwächst sich das?

Etwa die Hälfte der Kinder, die mit 2 Jahren noch keine 50 Wörter sprechen, sind Spätentwickler. Der Rest ist sprachauffällig und behandlungsbedürftig. Wenn Sie unsicher sind, zu welcher Gruppe Ihr Kind gehört, suchen Sie eine Fachfrau auf und lassen Sie sich beraten. Ein Kind, das mit drei Jahren nahezu nichts spricht, hat mit hoher Wahrscheinlichkeit eine Sprachstörung.

Wo finde ich eine Therapeutin?

In den Gelben Seiten® unter „Logopädie" oder „Sprachtherapie" oder bei den Berufsverbänden der sprachtherapeutischen Berufsgruppen (siehe Internetadressen). Auch Ihr Kinderarzt kann Ihnen Therapeutinnen nennen.

Wer übernimmt die Kosten der Sprachtherapie?

In Deutschland und Österreich die gesetzlichen und privaten Krankenkassen, in der Schweiz die Sozialversicherungsträger.

Kann ich einfach zu einer Sprachtherapeutin hingehen?

Der Weg führt in der Regel über den Kinderarzt oder HNO-Arzt, der eine Verordnung für logopädische Diagnostik und Therapie ausschreibt. Wenn Sie aber in einer sprachtherapeutischen Praxis anrufen, werden Sie sicher beraten, wie der geeignete Weg ist. Sie können auch auf eigene Kosten eine Beratung in Anspruch nehmen.

Anhang

Im Text zitierte Literatur

Günther, H. (2003): Sprachförderung: Die Fitnessprobe. Weinheim: Beltz

Rogge, J.-U. (2003): Kinder brauchen Grenzen. Hamburg: Rowohlt

Wendlandt, W. (1992): Sprachstörungen im Kindesalter. Stuttgart: Thieme

Bücher zum Weiterlesen

Elementarpädagogik:

Rooyackers, P. (1999): Spiele zur Förderung von Kommunikation und Ausdruck. Ensdorf: Don Bosco

Sander, R., Spanier, R. (2003): Sprachentwicklung und Sprachförderung. Grundlagen für die pädagogische Praxis. Kindergarten heute: Spezial. Freiburg im Breisgau: Herder

Walter, G. (2003): Die Welt der Sprache entdecken. Wunderfitz-Arbeitsheft zur Sprachförderung (Broschiert). Freiburg im Breisgau: Herder

Für Eltern

Mehr Zeit für Kinder e.V. (Hrsg., 2004): Sprich mit mir! Tipps, Ideen, Informationen und viele Spiele zur Förderung der Sprachentwicklung. Turnout: Proost NV.

Monschein, M. (2003): Spiele zur Sprachförderung, Bd.1. Ensdorf: Don Bosco

Singer, W., Funke, C. (1995): Sprachspiele für Kinder. Ravensburg: Ravensburger

Thema Mehrsprachigkeit

Montanari, E. (2002): Mit zwei Sprachen groß werden. Mehrsprachige Erziehung in Familie, Kindergarten und Schule. Stuttgart: Kösel

Montanari, M., Montanari, E. (2001): Als ich nach Deutschland kam – Italiener berichten. Freiburg: Lambertus-Verlag

Spielesammlung zur Sprachförderung

Sprachstörungen/Sprachentwicklung:

Beushausen, U. (2001): Kindliche Stimmstörungen. Ratgeber für Eltern und Angehörige pädagogischer Berufe. Idstein: Schulz-Kirchner

Keilmann, A. (2005): So lernt mein Kind sprechen. Idstein: Schulz-Kirchner

Bilderbücher zur Sprachförderung

Kreul, H., Geisler, D. (1998): Das kann ich! Von Mut und Selbstvertrauen. Bindlach: Loewe-Verlag

Wilhelm, E. (2006): Im Zauberwald. Tina und Till im Zauberwald – Ein Sprachförder- und Vorlesebuch. Köln: Fleurus-Verlag

Materialien zur Sprachförderung

Ratz-Fatz, Haba

Sprechdachs-13 Sprach- und Erzählspiele. Huch-Verlag

Internetquellen/Sprachtherapie

www. dbl-ev.de
www.dbs-ev.de
www.logopaedieaustria.at
www.logopaedie-ooe.at
www.logopaedie.ch